ESSAIS
ANATOMIE
Par
Mr Bedderde

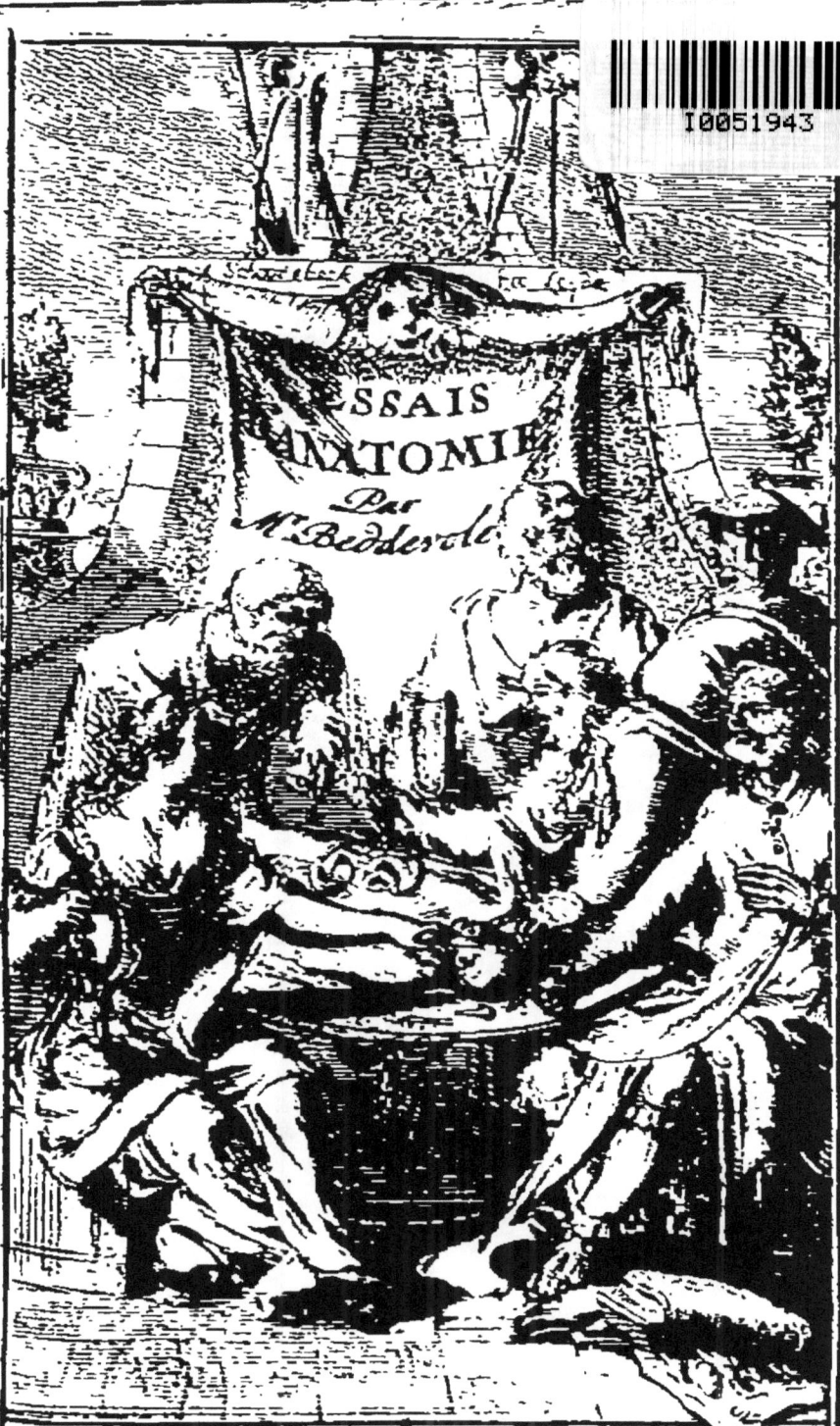

A LEIDE
Chez JORDAN LUCHTMANS, 1695.

ESSAIS

D'ANATOMIE,

Où l'on explique clairement la constru-
ction des Organes & leurs opéra-
tions méchaniques selon les
nouvelles hypotheses.

Par *** Docteur en Médecine.

Seconde Edition reveuë & corrigée.

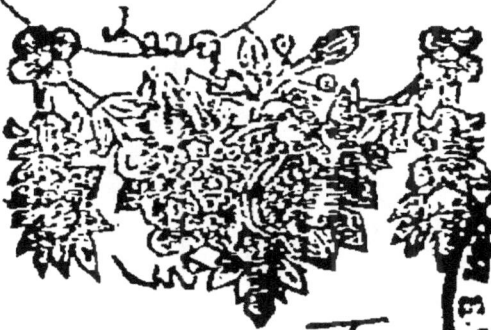

A LEIDE,

Chez JORDAN LUCHTMANS,
Marchand Libraire. 1695.

Ceux qui jugent d'un livre par le titre, se rebutent lors qu'un titre est simple, & croyent au contraire qu'un Ouvrage est excellent lors qu'on a eu l'adresse d'en donner une grande idée par un titre ingénieusement inventé, seroient à craindre pour ce petit Ouvrage, si plusieurs autres qui ont paru avec la même modestie, & qui n'ont pas laissé d'avoir un très-grand succés, n'avoient favorablement disposé les Lecteurs pour le mot d'Essais. Depuis ceux du fameux Montagne combien d'autres en a-t-il paru en Physique & en Morale, qui ont été

*3   l'ad-

Au Lecteur.

l'admiration de tous les savans. J'espère donc qu'on ne se préoccupera pas contre le présent Traité, en voiant qu'il ne promet que des Essais, & qu'on se donnera la patience de voir ce qu'il dit: Après quoi je m'assûre qu'on s'en retournera content. Je n'en dis pas davantage pour recommander ma marchandise.

PREFA-

PREFACE.

LA connoissance du corps animé est extrémement neces-
saire aux Médecins. Sans elle ils ne font rien qu'à l'a-
vanture. Elle est un flambeau, qui les
éclaire dans les causes des maladies, &
dans le choix des remédes. Et tous ceux
qui n'y entendent rien ne peuvent être
considérés avec justice, que comme des
charlatans.

La plùpart des honnêtes gens ont de
tout tems reconnû cette verité. C'est
pourquoi on a toûjours cultivé l'Anatomie avec beaucoup d'application. Dans
les siécles passez on a crû sçavoir tout ce
qui s'en pouvoit apprendre. Et dans celui-ci on a reconnû, à la honte des Médecins, qu'on n'étoit que très-peu avancé dans cette science.

La préoccupation où l'on étoit dans
les siécles passez en faveur des Anciens, a
été cause qu'on ne s'est attaché qu'à apprendre ce qu'ils sçavoient. On étu-
dioit uniquement Hippocrate & Galien.
On cherchoit dans leurs écrits tout ce

qu'on croyoit être obligé d'apprendre pour devenir habile homme. On s'imaginoit qu'ils avoient tout fçû, & l'on prenoit pour Vifionnaires ceux qui prétendoient en fçavoir plus qu'eux. Aufli les fiécles paffez ont été extrêmement ftériles en découvertes.

Mais, graces à la pénétration d'un excellent Philofophe de ce fiécle, on a reconnû que le corps animé n'étoit qu'une machine. On s'eft mis en tête d'en développer les reffors. Les Harvées & les Pecquets y ont réüffi. La circulation du fang a immortalifé l'un, & la découverte du réfervoir du chyle, & du canal thorachique a aquis à l'autre une réputation, qui ne finira jamais.

Leur exemple a animé tous les Anatomiftes. On fe trouvoit très-peu avancé dans la connoiffance de cette machine. On s'eft perfuadé qu'on n'avoit qu'à chercher pour découvrir. Et effet les Bartolins, les Wartons, les Stenons, les Willis, les Gliffons, les Lower, les de Graaf, &c. & fur tout les Malpighi ont foüillé extrêmement profond dans la

structure

ſtruꞔture du corps animé. Les découvertes qu'ils ont faites nous donnent une idée de l'animal, toute differente de celle qu'en avoient les Anciens.

Il ſembloit après eux, qu'il ne reſtoit plus rien à découvrir. Cependant il s'imprime ſouvent des Ouvrages, qui contiennent quelque choſe de nouveau, & je doute ſi après cent ans on ne ſera pas encore quelque découverte.

Lors qu'on n'a pas une ſtruꞔture pour expliquer l'effet d'une partie, on doit penſer que cette ſtruꞔture eſt quelque choſe à découvrir. Les meilleurs Anatomiſtes avoüent ingénûment, qu'en pluſieurs endroits elle leur manque. Il y a donc encore pluſieurs découvertes à faire.

On en trouvera quelques-unes dans ces Eſſais, & elles me paroiſſent aſſez importantes pour me faire croire, qu'elles ne ſeront pas mal reçûës. Je ne conçois pas les mémes eſpérances de mes ſentimens ſur la nature & ſur l'uſage des liqueurs, qui ſe trouvent dans le corps animé. La nouveauté, dont la plûpart
ſont

PREFACE.

font revêtûs, les fera paroître extravá-
gans à ceux, qui fe préoccupent. Mais
j'efpére que ceux qui ne condamnent pas
un fentiment fans l'avoir examiné, me
feront la grace de croire, que je me fuis
trompé de bonne foi, s'ils les trouvent
erronés.

Je les prierai feulement de lire le premier Traité de ces Eſſais, avant que de
lire les autres. Il donne l'idée que je me
fuis faite des élemens; & fans elle on ne
concevra pas bien diſtinctement ce qui
eſt contenu dans la fuite.

Il eſt une très-grande liaifon entre
tous les Traités de ces Eſſais. Ceux qui
les voudront bien entendre, ne feront
point mal de les lire de fuite. La fitüation que je leur donne paroîtra bizarre
à ceux, qui font accoûtumés à lire des
Cours d'Anatomie écris felon la métho-
de ordinaire : mais ceux qui verront que
châque traitté fert à l'intelligence de celui qui le fuit, reconnoîtront que je leur
ai donné un arrangement naturel.

On trouvera peut-être étrange que je
ne faſſe aucune mention des Auteurs,

dans

dans les endroits où j'expose leurs découvertes. On pourroit même s'imaginer que je le fais à dessein de m'en attribuer la gloire. On me feroit grand
tort. Je ne suis pas assès mal-honnête
homme pour aquérir de la réputation aux
dépens de celle des autres. Mais je n'ai
fait aucune mention du nom de ceux qui
ont fait les découvertes, parce que tout le
monde le sçait, & que cela ne sert de
rien pour l'intelligence des ces Essais.

Il y a un excellent Anatomiste à
Montpellier, qu'on appelle Monsieur
Chirac. La 1. raison qui m'a fait taire
le nom des autres n'a point de lieu à son
égard. Cependant je ne l'ai nommé
nulle part. Mais je vai lui rendre justice. C'est lui, qui m'a écrit que toutes
les glandes n'étoient que des tas de
vaisseaux entortillés ; après que je lui
eus dit, que le hazard m'avoit fait voir
quelque chose de semblable dans les
prostates d'un chien.

Au reste, presque tous les Auteurs
mettent leurs noms au frontispice de
leurs Ouvrages. Cette manie part ap-
parem-

PREFACE.

paremment de la bonne opinion que
châcun a de ses productions. Tout le
monde s'en entête. Il n'est pas jusques
à un misérable Copiste, qui ne s'imagine
que son Ouvrage ne soit quelque chose
de transcendant. Encore que la plûpart du tems ce ne soit qu'une mutilation
des bons Auteurs.

On peut connoître par là quelle est la
raison, qui ne me permet pas de faire
comme les autres. Je n'ai point assez
bonne opinion de cét Ouvrage pour
m'imaginer, qu'il me fera beaucoup
d'honneur. D'ailleurs je n'ai écrit que
pour abandonner mes pensées aux autres,
afin qu'ils les corrigent si elles vont
de travers : ou qu'ils m'aident à en avoir
d'autres, si elles vont bien.

ESSAIS

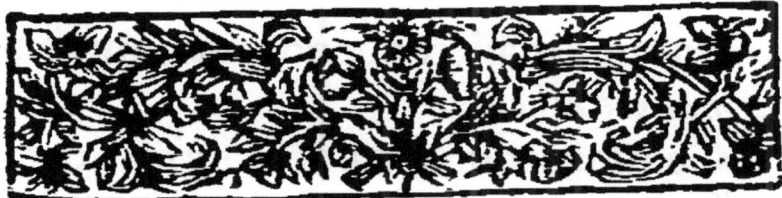

ESSAIS D'ANATOMIE.

DISCOURS PREMIER.

Des Elemens du corps animé.

SECTION I.

Des premiers Elemens.

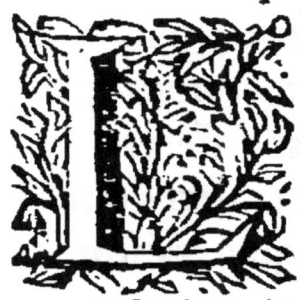

L'Idée que nous avons de la matiere & du mouvement nous engage à eſtimer que tous les corps ſont compoſés de corpuſcules inſenſibles de differente grandeur & de diverſe figure. S'il arrive que pluſieurs de ces corpuſcules s'uniſ-ſent, ils compoſent des petis tas que nous appellerons *des molecules.* Et s'ils demeurent detachés les uns des autres par le moyen d'une grande agitation, ils com-

A   pe-

posent une matiére que nous nommerons
la matiere ætherée.

Comme les molecules se forment par
l'assemblage des parties de la matiere æ-
therée, il est entr'elles une diversité
presque infinie, tant à raison de leur
grandeur, qu'à raison de leur structure
& de leur figure. Cela parétra assez
évident à ceux qui considereront que les
parties de la matiere ætherée sont très-
differentes les unes des autres. C'est
pourquoi les molecules, qui en sont
composées ont entr'elles de très-grandes
varietés. Et puis que nous n'avons point
de raison de nier qu'il en soit d'autant de
façons qu'il en peut être, nous pouvous bien estimer qu'elles different entr'elles d'une infinité de manieres tant à
raison de leur grandeur, qu'à raison de
leur structure & de leur figure.

A bien examiner les differences de
structure & de figure on peut reduire fort
commodement toutes les molecules à
cinq genres. Le premier sera de celles qui ont des angles aigus à leur su-
derficie avec beaucoup de solidité. On
appellare

appellera ces sortes de molecules *des aci-*
des. Le second sera de celles qui ont
beaucoup de pores grands & ouverts.
On les nommera des *alkalis*. Le troisiéme sera de celles qui sont branchuës.
On les appellera des *soufres*. Le quatriéme sera de celles, qui sont longuettes, &
dont les extrêmités sont comme celles
d'une ovale. On les nommera des
phlegmes. Et enfin le cinquiéme sera
de celles, qui n'ont point d'angles aigus à leur superficie, qui ne sont pas des
plus poreuses, qui ne sont point branchuës, & qui ne sont pas cylindrinques
avec des bouts ovales : mais qui sont ou
rondes ou ovales, ou raboteuses, &c.
Et on les appellera *la terre*.

La matiere ætherée coule sans cesse
dans les pores des molecules ; elle occupe aussi tous les espaces où il n'y en a aucune. Et les molecules composent tous
les corps que nous appelons terrestres.

Le corps animé est un de ces corps
terrestres qui ne sont composés que de
molecules. Il faut donc que des acides,
des alkalis, des soufres, des phlegmes

ou

ou de la terre foient en lui. Puis donc
que nous nous fommes propofé de donner dans ce difcours une idée claire de
fes élemens, nous allons examiner la
nature des acides, des alkalis, des foufres, des phlegmes, & de la terre.

S E C T I O N II.

Des Acides.

Pour bien entendre la nature des acides il faut examiner leur figure, leur
ftructure & leur grandeur. Quant à
leur figure, lors que j'examine la chofe
de près je remarque qu'il y a entr'eux
une difference prefque infinie. Il en eft
de coniques, de triangulaires, de regu-
liers, & d'irreguliers, de toute façon.
Il en eft, dont les angles font très-aigus,
& dont les angles font moins aigus. Il
en eft, qui ont beaucoup d'angles, &
qui en ont moins. Et puis qu'il peut y
avoir parmi tout cela une infinité de differentes modifications, nous ne faifons
point difficulté de dire, qu'il y a une
diffe-

difference presque infinie dans les acides à raison de leur figure.

Ce qui me fait penser que ce seroit se tourmenter l'esprit assez mal à propos, de travailler pour connoître toutes les differences, qui sont entre les acides à raison de leur figure. La multitude en étant infinie, nous ne sçaurions jamais esperer de les connoître toutes. Nous nous contenterons donc desçavoir en general que tous les acides ont des angles aigus à leur superficie, sans chercher si l'esprit de soufre p. ex. a ses parties coniques, pyramidales, à facettes, ou autrement.

Quant à la structure des acides, d'autant qu'elle consiste dans l'arrangement des parties de la matiere ætherée, on ne sçauroit douter que la diversité, qui est entr'eux à cet égard, ne soit presque infinie. En effet l'arrangement de ces parties dépend tant de leur grosseur, que de leur figure & de leur mouvement.

Or il est une difference infinie entre la grosseur & la figure des parties de la matiere ætherée, & elles se meuvent d'u-

ne

ne infinité de façons. Il faut donc qu'il
foit une difference infinie dans la ftructure des acides.

Cependant d'autant que la dureté dépend de la ftructure, en ce que plus un
corps eft dur & moins il a de pores, ou
bien que plus un corps eft dur, plus fes
pores font petis, nous pouvons penfer
que nous connoiffons en general la ftructure des acides; en ce qu'étant les plus
dures de toutes les molecules, font celles qui ont le moins de pores, ou du
moins qui les ont les plus petis. Ce que
nous nous contenterons de fçavoir fans
nous tourmenter l'efprit inutilement,
pour découvrir toutes les modifications,
qui peuvent être dans les pores des acides.

Quant à la grandeur de leurs parties il
en eft auffi d'une infinité de façons. Si
bien qu'à les prendre de ce côté il eft
impoffible d'en déterminer toutes les
differences. Si l'on prend garde neantmoins qu'on trouve des acides dont les
parties font fi fubtiles & fi delicates,
qu'elles s'exhalent à un petit feu, comme font p. ex. les parties de l'efprit de
Venus;

Venus ; pendant qu'on en trouve d'autres qui les ont si grossieres & si massives,
qu'elles ne s'exhalent que par la force
d'une chaleur vehemente, tels que sont
l'huile de Vitriol, l'esprit d'alun, &c.
nous pouvons bien reduire par ce moyen
les acides sous deux especes en les divisant en fixes & en volatils. Les fixes
seront ceux, qui ne s'exhalent que par
la force d'un feu vehement, & les volatils au contraire seront ceux, qui s'exhalent à une chaleur mediocre.

SECTION III.

Des Alkalis.

Puis que les alkalis ne sont que les molecules les plus poreuses, pour en
bien connoître la nature il ne faut qu'ex-
miner leur figure, leurs pores, & leur
grandeur.

Nous pouvous dire ici des alkalis ce
que nous avons dit des acides en parlant
de leur figure, asc. qu'il en est de tant
de sortes, qu'il nous est impossible de les

con-

connoître toutes. La raison en est que
leur composition dépend du mouvement des parties de la matiere ætherée.
Car puis que ces parties se meuvent de
toute sorte de façons, elles peuvent en
s'unissant composer des molecules de
toute sorte de figures, tant regulieres
qu'irregulieres. Si bien que l'esprit hu-
main se trouvant trop borné pour les examiner toutes, & manquant d'ailleurs
de moyen pour en venir à bout, se doit
contenter de sçavoir qu'il y a des alkalis
de toute sorte de figures, sans se mettre
en peine de la figure particuliere de châque alkali particulier.

Il est bon neantmoins de remarquer
ici que plusieurs alkalis ont la figure des
acides, c. a. que plusieurs alkalis ont
des angles aigus à leur superficie. Mais
parce qu'ils n'en ont pas la solidité ils ne
produisent pas le même effet. En parlant de la dureté des acides, nous avons
insinué qu'elle dépend du petit nombre,
ou de la petitesse de leurs pores. Puis
donc que les alkalis sont incomparablement plus poreux qu'eux, il faut aussi
qu'ils

qu'ils n'ayent que très-peu de dureté en comparaison des acides. De sorte que si quelques molecules tiennent de l'acide à cause de leurs angles aigus, & participent de l'alkali, à cause du grand nombre & de la grandeur de leurs pores, elles ne sçauroient produire le même effet que produisent les acides, parce qu'elles n'en ont pas la solidité, & dans certaines rencontres elles n'ont pas l'effet des alkalis, à cause des angles aigus de leur superficie. On appellera ces sortes de molecules *particules acides alkalines*.

Les pores des alkalis sont aussi differens les uns des autres d'une infinité de manieres, ce qui est cause qu'on ne les sçauroit déterminer. De là vient que ne pouvant pas connoître en détail la structure des pores des alkalis, on se contente de dire, qu'ils ont la grandeur & la figure qu'il faut pour produire un tel effet. Lors qu'il s'agit d'un phœnomene, qui en dépend. Ce qui suffit en pareille rencontre.

Quant à la grosseur des parties alkalines, encore que les diversités, qui font

en elles, foient infinies, nous ne laiffe-
rons pas de les divifer en fixes & en volatiles, de la maniere que nous avons di-
vifé les acides. Avec cette referve que
les acides fixes s'exhalent par l'action
d'un feu vehement, au lieu que les alkalis fixes ne s'exhalent point du tout.

Nous diftinguons donc les alkalis en
fixes & en volatils: les fixes font ceux
qui fubfiftent dans le feu, & qui fe changent plûtôt en verre, que de s'exhaler.
Et les volatils font ceux, qui s'exhalent
à une chaleur médiocre, comme p. ex.
l'efprit de fel armoniac, l'alkali volatil
de corne de cerf.

SECTION IV.

Du Mêlange des acides avec les alkalis.

APrès avoir traité de l'acide & de l'alkali, il les faut mêler enfemble, pour voir ce qui en doit arriver.
Et afin de fuivre une methode dont on
ne fe puiffe pas plaindre, nous ne di-
rons

rons rien dans ce chapitre, qui ne ſoit
une ſuite de ce qui a été dit dans les prece-
dens.

Si l'on conſidere qu'un pur alkali n'eſt
compoſé que des molecules les plus po-
reuſes, il faut neceſſairement avoüer,
que beaucoup de matiere ætherée ſe
meut dans les pores de ſes parties.

De là il ſuit qu'afin qu'un corps puiſſe long-tems ſubſiſter dans le torrent de
la matiere ætherée, il faut que les pores, qui ſont à ſa ſuperficie ne ſoient pas
plus grands que ceux, qui ſont dans le
milieu. La raiſon en eſt, que ſi les pores
de la ſuperficie n'étoient pas à peu près
égaux, les parties de la matiere ætherée
qui ſeroient entrées d'un côté, ne pourroient pas ſortir de l'autre avec la même
liberté qu'elles ſeroient entrées. C'eſt
pourquoi elles forceroient par leur grande agitation tout ce qui s'oppoſeroit à
leur paſſage, & par conſequent rom-
proient l'union des parties, dont l'aſſemblage feroit des pores trop petis pour
leur permettre d'y paſſer. On ne ſçau-
roit recourir ici aux parties de la matie-

re ætherée les plus grossieres, qui re-
stant à la superficie des corps, en tien-
droient les parties liées, en les choquant
uniformément avec autant de force, que
la matiere ætherée, qui passe au dedans,
parce que toute la partie de la matiere
ætherée, qui est moins grossiere que
celle qui coule entre les parties des
corps, n'entre pas & reste par consequent à la superficie. Mais d'autant
qu'elle a moins de force que celle de dedans, elle est obligée de lui ceder & de
lui laisser faire en cét endroit toute sorte
de dégat, en dérangeant toutes les parties de ce corps, & en en rompant toute
l'union. De sorte que dans cét endroit,
où les pores seront plus étroits que dans
un autre, il ne manquera jamais d'y arriver une dissolution de parties.

Cette dissolution ou ce dérangement
des parties arrive ordinairement par le
mélange de quelque corps heterogéne,
dont les parties entrent dans les pores de
sa superficie, les bouchent, & les rendent par consequent plus petis. Si bien
que la matiere ætherée ne pouvant pas
    sortir

fortir par cét endroit , avec la même
liberté qu'elle eſt entrée, force l'obstacle , dérange les parties de ce corps &
ſe fait paſſage , juſques à ce qu'elle puiſſe
continuer ſon chemin par tout avec une
égale facilité.

Lors que ce mouvement , qui dérange les parties d'un corps eſt ſenſible, on
le nomme *fermentation* , & le corps par
le mélange duquel il arrive s'appelle *ferment*. On diſtingue cinq eſpeces de
fermentation. La premiere eſt le *bouil-
lonnement*. Il ſe fait lors que le mélange
des corps excite quelquefois un remuë-
ment viſible des parties , accompagné
de petites bulles , & quelquefois des
petites bulles d'air ſimplement. Ces bulles ſe produiſent par le détachement de
quelques parties très-delicates , qui ſe
mêlent avec quelques-unes des parties de
l'air , qui ſe rencontre toûjours entre les
parties des liqueurs. Car en ſe déta-
chant elles écartent les autres parties au
travers deſquelles elle paſſent , & font
ramaſſer dans ces endroits aſſez d'air
pour compoſer une petite bulle , qui

A 7   monte

monte à la superficie de la liqueur par sa légereté.

La seconde est *l'élevation*, qui se fait lors que par le mêlange de certains corps, les corps s'enflent & s'élevent, ou pour parler mieux se rarefient. Ce qui se fait lors que la dissolution n'est pas à la verité sensible ; mais lors que les parties du dissolvant sont figurées de telle maniere, qu'elles ne se peuvent pas associer avec les autres sans occuper ensemble plus de place, qu'elles n'en occupoient lors qu'elles étoient separées.

La troisiéme est le *petillement*. Il se fait lors que les corps mêlés se dissolvent avec une espece de siflement accompagné de petis sons légers & interrompus. Alors les parties, qui se dérangent, se fléchissent & se courbent par l'action du ferment. Ces parties ainsi courbées font le ressort, & excitent par là dans l'air tous ces petis mouvemens, qui peuvent produire en nous la sensation du son.

La quatriéme est *l'effervescence*, qui se fait à proprement parler, lors que
par

par le mélange des corps il se fait une dissolution de parties, accompagnée de quelque degré de chaleur. Car si la dissolution ne se fait que par un grand effort de la matiere ætherée, le mouvemen que les parties en acquiérent devient assez grand, pour exciter en nous la sensation de la chaleur.

La cinquiéme enfin est *l'exhalaison*, qui se fait lors que le dérangement des parties est accompagné de fumées. Ce qui arrive lors que par le dérangement quelques parties subtiles acquiérent assez de mouvement pour monter visiblement en l'air, pendant que les autres plus grossieres restent dans la masse.

Après toutes ces reflections, il ne sera pas fort difficile de voir qu'il doit arriver une fermentation, du mélange des acides avec les alkalis. Car les acides étant pointus & les alkalis poreus; si l'on mêle des acides avec des alkalis, les pointes des acides entreront dans les pores des alkalis, & les rendront par consequent plus petis. De sorte que la matiere ætherée ne pourra pas sortir dans cét

cét endroit avec la même facilité qu'elle est entre. Elle dérangera donc les parties entre lesquelles les pointes des acides ont été reçûes, & ce dérangement ou cette fermentation durera jusques à ce que la matiere ætherée puisse passer par tout avec une égale facilité.

De plus, selon que les pores des alkalis seront grands ou petis, les pointes des acides seront aussi en comparaison des alkalis grandes ou petites, la fermentation sera ou un bouïllonnement, ou une élevation, un petillement, une effervescence, ou une exhalaison. Quelquefois on remarquera deux de ces especes de fermentations à la fois, comme le petillement & le bouïllonnement, l'exhalaison & l'effervescence, &c. quelquefois on en trouvera trois, quelquefois quatre, & quelquefois on les observera toutes. Car selon que les pores des alkalis seront un peu plus ou moins bouchés par les angles des acides, la matiere ætherée remuera avec plus ou moins de force les parties du corps, qui se fermente. Et c'est de ce plus ou de ce ce moins d'agitation & de remuement que tirent leur origine toutes les especes de fermentations.

De tout ceci on peut aiſément conclure, que la fermentation doit durer, lors qu'elle a une fois commencé, juſques à ce que la matiere ætherée puiſſe paſſer ſans empéchement par les pores des alkalis, qu'on a mélés avec les acides. Ce qui ſe fait lors que les parties ont été tellement dérangées, que tous les pores qu'elles formoient avant leur dérangement ont été détruits, & qu'il s'en eſt formé d'autres d'une grandeur à peu près égale. Car dès que les choſes ont été miſes dans cét état la matiere ſubtile ne rencontre plus de barriere à ſon paſſage. C'eſt pourquoi elle paſſe tout droit ſans remuer aucune partie du corps, dont elle traverſe les pores.

Lors que les parties des alkalis ont été dérangées de la ſorte par les acides, elles racquiérent leur premier calme, & ſe trouvent tellement unies avec eux qu'il en reſulte un corps d'une troiſiéme eſpece, qui n'eſt ni acide ni alkali : mais qui

qui eſt un compoſé de l'un & de l'autre,
que nous appellerons un ſel. De ſorte
que les ſels ne ſont que des corps poreux , dont la ſuperficie eſt toute heriſ-
ſée par les pointes des acides, qui s'y
ſont attachés.

On ne remarque point de proprieté
dans le ſel, qui ne ſoit une ſuite de ce
que nous venons d'en dire, comme nous
le pourrions demontrer ſi nous traitions
ici du ſel, de la maniere qu'on en doit
traiter en phyſique. Mais puiſque nous
n'en parlons que comme d'un reſultat du
mêlange des alkalis avec les acides, nous
nous contenterons de dire, que comme,
il y a une diverſité preſque infinie d'acides & d'alkalis, auſſi trouve-t-on tant de
difference entre les ſels , qu'il eſt im-
poſſible de les déterminer toutes. Cependant il eſt bon de remarquer, que la
plûpart de ces differences dépendent
des acides. Car puis que les ſels n'a-
giſſent ſur les corps, que par les pointes
des acides, qui ſe trouvent élevées ſur la
ſuperficie des alkalis, toute la difference, qui ſe rencontre entre leurs proprie-
tés

tés, dépend de ces pointes acides, qui agiffent tantôt d'une façon & tantôt d'u-ne autre, felon qu'elles font plus ou moins aiguës, en plus grand ou plus pe-tit nombre, &c.

Il y a néantmoins des fels, qui diffe-rent entr'eux par leurs alkalis; comme on le peut voir affez aifément par ce que nous en avons dit ci-deffus. Car fi un certain acide fe mêle avec un alkali vola-til, on ne fçauroit douter qu'il ne refu-te de ce mélange un fel, qui fera diffe-rent du fel, qui fe feroit du mélange de ce même acide avec un alkali fixe. Je dis qu'on n'en fçauroit douter, parce que les alkalis volatils ont leurs parties incomparablement plus délicates que les alkalis fixes. D'où il fuit que les par-ties des fels en doivent être auffi fans comparaifon plus petites, ce qui fuffit pour faire une différence confiderable en-tre ces fels.

On pourra fonder une divifion des fels en fixes & en volatils fur ce que nous venons de dire. Les fels fixes font ceux, qui ont leurs parties fi groffieres, qu'el-

les

les ne s'exhalent à aucune chaleur; comme le sel marin, le vitriol, le salpetre &c. Et les sels volatils sont ceux, qui s'exhalent à une chaleur médiocre, comme sont les fleurs du sel armoniac.

S E C T I O N V.

Des Soufres.

On n'a rien dit ci-dessus de la figure, de la structure & de la grandeur des acides & des alkalis, qui ne se doive aussi entendre de la figure, de la structure & de la grandeur des soufres. En effet si l'on considere la chose attentivement, on verra sans peine qu'il y a une diversité infinie entre les soufres à raison de leur figure. Car si un soufre a des parties plus branchuës qu'un autre, s'il a des parties dont les branches soient plus courtes ou plus longues, ou autrement arrangées qu'un autre, il sera infailliblement different de l'autre, & par consequent capable de produire de differens effets. Et d'autant qu'il peut être parmi tout cela une

infinité

infinité de modifications, il me paroît affez évident qu'il peut y avoir une infinité de differences entre les foufres à
raifon de leur figure.

Il n'y a pas moins de diverfités entre
les foufres à raifon de leur ftructure, qu'il
y en a à raifon de leur figure. Car puis
que les foufres fe font par l'affemblage
des parties de la matiere ætherée, ces
parties de la matiere ætherée fe pouvant
affembler d'une infinité de manieres, il
eft clair qu'il peut être entre les foufres
une infinité de varietés à raifon de leur
ftructure.

Si d'ailleurs nous envifageons leur
grandeur, nous apercevons qu'il n'y a
pas moins de difference entr'eux à cét
égard, qu'il y en a à raifon de leur figure
& de leur ftructure. Car puis que la
matiere eft divifible à l'infini, il peut être
une infinité de differences entre des parties, qui font plus groffes les unes que
les autres. Parce qu'il n'y a point de
grandeur qui ne puiffe augmenter, fans
pourtant acquérir la grandeur d'une autre, qui fera un peu plus groffe qu'elle.

On

On ne sçauroit donc, quelque tour
qu'on puisse prendre, placer les soufres
sous certains genres, en considerant simplement leur figure, leur structure, ou
leur grandeur. Toutesfois, puis que
nous avons reduit les acides & les alkalis
sous deux especes, en les divisant en fixes
& en volatils, nonobstant la difference
infinie qu'il y a entre leurs parties; nous
pourrons bien faire ici la même chose à
l'égard des soufres. Et puis qu'il y a des
soufres, qui ne s'exhalent que très-difficilement, & qu'il y en a d'autres qui
s'exhalent à une chaleur médiocre ; il
nous sera bien permis d'appeller les soufres, qui ne s'exhalent que par la force
d'une chaleur vehemente, des *soufres
fixes*; & ceux qui s'exhalent à une chaleur médiocre des *soufres volatils*.

Les soufres fixes ne s'exhalent que
très-difficilement, parce que leurs parties
font grossieres, & garnies de longues &
grosses branches. Car alors aussi-tôt
qu'elles font agitées, elles communiquent presque tout leur mouvement aux
parties des corps qui les environnent.

De sorte

De forte qu'elles n'en fçauroient autant
acquérir qu'il leur en faut pour s'exhaler,
fans une extrême chaleur. Au lieu que
les foufres volatils ayant leurs parties
fort délicates & leurs rameaux très-fub-
tils & très-ferrés fe meuvent avec facilité.
C'eft pourquoi une chaleur mediocre eft
capable de leur donner affez d'agitation
pour les élever en exhalaifon.

SECTION VI.

Du mélange des foufres avec les acides & les alkalis.

Après avoir examiné la nature des
foufres, il ne fera pas mal à propos de les mêler avec les élemens dont
nous connoiffons la nature, pour voir
ce qui en doit arriver.

Puis que les acides font des molecules
qui ont plufieurs angles aigus à leurs fu-
perficies, & que les foufres font des
molecules branchuës, fi l'on méle un
acide avec un foufre, l'acide doit coaguler le foufre. En effet lors que l'on
méle

mêle un acide avec un soufre, l'acide
engage ses pointes entre les branches du
soufre. Par ce moyen il en lie les parties, & les ramasse de telle sorte qu'elles
en perdent peu à peu leur mouvement,
& se coagulent. Ainsi l'on peut bien
dire en general que *les acides coagulent les
soufres.*

Si l'on a bien conçû la nature des alkalis on connoîtra sans beaucoup de difficulté qu'ils doivent agir sur les soufres
d'une maniere toute opposée à celle des
acides. Car si les acides coagulent les
soufres en embarrassant leurs pointes
dans leurs branches, les alkalis, qui sont
sans pointes les doivent dissoudre. En
effet lors que les alkalis se mêlent avec
les soufres, ils en écartent les parties
en se plaçant entr'elles. Ils débarras-
sent donc les unes d'avec les autres, en
telle sorte que n'ayant plus tant de liai-
son, le tout en devient plus liquide.
Et ainsi l'on peut bien dire en general
que *les alkalis dissolvent les soufres.*

SECTION

SECTION VII.

Des Phlegmes.

Outre les acides, les alkalis, & les soufres il y a encore des molecules longuettes & polies, dont les deux bouts font à peu près émouffés comme les extrêmités d'un œuf. Ces parties compofent les phlegmes ou les eaux, quand elles font affemblées en une quantité confiderable.

La difference qu'il peut y avoir entre les flegmes à l'égard de leur figure eft fi peu de chofe, qu'elle ne merite pas que nous nous y arrêtions. Car comme elles font toutes longuettes & polies, le plus ou le moins, qui fe peut rencontrer dans leur figure, n'eft pas capable de produire des effets entre lefquels il y ait beaucoup de difference.

On peut dire la même chofe à l'égard de leur groffeur, qui n'eft jamais fi differente qu'on foit obligé pour cela de les diftinguer en fixes, & en volatils. Au contraire parce que leurs parties font

B   polies

polies & longuettes, elles ne s'embar-
raſſent jamais ſi fort avec les autres principes, que peu de mouvement ne les en
débarraſſe, & par conſequent que très-
peu de chaleur ne les éleve en vapeurs.
De ſorte qu'à prendre la choſe de cette
maniere, tous les phlegmes doivent ê-
tre volatils.

SECTION VIII.

Du Mélange des phlegmes avec les acides, les alkalis & les ſoufres.

PUis que les acides ſont les molecules
les plus ſolides & les plus anguleuſes,
tout ce qui leur doit arriver par le mêlange des phlegmes eſt la diſſolution.
En effet ſi l'on conſidere que des parties
figurées de telle maniere qu'il y a pluſieurs angles aigus à leur ſuperficie, lors
qu'elles viennent à s'aſſembler, ne ſe
touchent le plus ſouvent que par les
pointes de leurs angles; il ne ſera pas
difficile de voir, que ſe tenant par ſi peu
de

de chofe ,peu de force auffi les peut ébranler. Et d'autant que la diffolution d'un corps n'eft que le dérangement de fes parties, les phlegmes ayant affez de force pour déranger les parties, les acides les doivent difloudre.

Outre la diffolution des acides, qui fe fait par le mélange des phlegmes, leur force s'affoiblit extrémement. Ce qui ne fe fait pas par la divifion de leurs angles; mais plûtôt parce que les phleg- mes, qui tiennent les parties acides élo- gnées les unes des autres, n'ont pas la même force pour agir fur certains corps, qu'on remarque dans les acides.

Tout ce que nous venons de dire du mélange des phlegmes avec les acides, fe doit auffi entendre du mélange des phlegmes avec les alkalis. Car la mê- me raifon, qui nous a fait conclure que les phlegmes diffolvent les acides, nous doit faire juger, qu'ils diffolvent les al- kalis. Il eft vrai pourtant que les phleg- mes doivent diffoudre les alkalis avec un peu plus de peine, qu'ils ne diffolvent les acides, la raifon en eft que les alkalis

étants

étants seulement des parties poreuses elles se touchent par plus d'endroits que les
parties acides. De sorte qu'elles deman-
dent un peu plus de force pour les
déranger. Leur dissolution doit aussi
diminuer leur activité, par la même raison que la dissolution des acides par le
mélange des phlegmes affoiblit leur force. Car si les parties d'eau ne peuvent
pas produire le même effet que les parties acides, les mêmes parties d'eau ne
sçauroient aussi faire l'office des alkalis.

On peut dire sans difficulté la même
chose des sels; parce que les particules
salines ne se tenant les unes aux autres
que par les pointes de leurs acides, se
peuvent déranger par la moindre force.
Si bien que les phlegmes hûrtant contre
elles, les ébranlent & les separent les unes
des autres avec beaucoup de facilité. Les
phlegmes doivent aussi affoiblir les sels
de la même maniere, qu'ils diminuent
la force des acides & des alkalis.

Mais les phlegmes doivent produire
sur les souftes un effet tout opposé à celui qu'ils produisent sur les acides, se-
les

les alkalis , & fur les fels. Parce que
les foufres ayant leurs parties branchuës,
leurs branches s'engagent tellement les
unes dans les autres , qu'elles ne laiſſent
pas entre elles des interſtices ou intervales aſſez grands pour donner entrée aux
parties des phlegmes. Ainſi les phlegmes ne pouvans pas ſe fourrer entre les
parties des foufres , & d'ailleurs ne pouvans pas ſéparer des parties qui tournent
les unes ſur les autres , ſans ſe détacher
lorſqu'il arrive qu'elles ſont choquées ;
au lieu de les diſſoudre les doivent tenir
plus ſerrées. Car les parties des phlegmes hûrtant de tous côtés les parties
des foufres ſans les éloigner les unes des
autres , & ne pouvant pas entrer dans les
pores qu'elles laiſſent entre elles, les
preſſent les unes contre les autres, &
augmentent en quelque façon leur union.
De là vient que les huiles ne ſe peuvent
pas mêler avec les eaux.

SECTION IX.

De la Terre.

Nous n'avons pas reconnu seulement les acides, les alkalis, les soufres, & les phlegmes, entre les molecules: mais nous y avons trouvé encore une cinquiéme espece de parties, qui est toute differente des autres. Ces parties sont celles, qui n'ont point d'angles aigus à leur superficie, mais qui l'ont raboteuse & inégale, qui ont moins de pores que les alkalis & sont moins solides que les acides; qui n'ont pas les branches des soufres, ni la figure des phlegmes; en un mot qui n'ont pour tout partage qu'une superficie fort inégale, avec une solidité assez considerable. Et nous les avons appellés *la terre.*

Lors que nous en considerons la figure, la structure & la grandeur, nous n'en pouvons dire que ce que nous avons dit ci-dessus de la figure, de la structure, & de la grandeur des acides, des alkalis, & des soufres. Ce qui nous a obligé de
les

les diſtinguer en fixes & en volatils.
Ainſi nous trouvons qu'il peut y avoir
des parties de terre aſſez groſſieres pour
ſubſiſter dans le feu, que nous appellerons *terre fixe*, & qu'il y en peut auſſi
avoir, qui n'y peuvent pas ſubſiſter &
qui s'exhalent à une chaleur mediocre,
& nous les nommerons *terre volatile*.

SECTION X.

Du Mélange de la terre avec les autres élemens.

SI nous faiſons reflexion ſur la nature
des acides, des alkalis, des ſoufres,
des phlegmes, & de la terre, nous ver-
rons qu'il ne doit pas reſulter grand' choſe du melánge de la terre avec les autres,
Car elle ne les peut diſſoudre, ni les
coaguler, ni exciter en eux aucune fermentation. De ſorte que tout ce qu'elle opére eſt de troubler la pureté des autres élemens avec leſquels elle ſe trouve,
& par conſequent d'en diminuer la force.
Cependant comme la plûpart dés

corps font compofés de plufieurs de nos
élemens & quelquefois de tous, la terre n'y eft pas entierement inutile. Puis
qu'elle fe trouve placée entre les autres
élemens, & remplit les interftices qu'ils
laiffent entr'eux; & rend par ce moyen
tout le corps plus maffif & plus ferme.

S E C T I O N XI.

De la maniere de connoître les élemens,
qui entrent dans la compofition des
corps particuliers.

CE n'eft rien de fçavoir qu'il y a des
acides, des alkalis, des foufres, &c.
Il faut fçavoir quels ils font dans les
corps particuliers. On fe fert de la Chymie pour venir à cette connoiffance,
d'autant qu'elle fepare les élemens les
uns des autres, & qu'elle les recüeille
autant qu'il eft poffible dans leur pureté
élementaire.

Elle en vient à bout par le moyen du
feu, qui eft un diffolvant univerfel. Le
feu

feu par sa grande subtilité entre dans les
pores des corps, & par sa grande agitation en remuë les parties, & rompt leur
union. Si bien qu'en continüant à les
agiter & à les desunir, celles qui sont
les plus volatiles se separent des autres &
les plus fixes demeurent dans le feu. A-
près quoi on les separe les unes des autres par le mélange de quelque autre
corps, & enfin on les recüeille dans leur
pureté élementaire.

Par exemple, si je veux sçavoir de quel
principe est composée une plante, j'en
prens une quantité assez considerable, je
la pile dans un mortier, & sans autre façon je la mets dans une cucurbite. Je place ma cucurbite sur un fourneau & ensuite mets sur la cucurbite un alembic, &
au bec de cét alembic je mets un recipient. Je donne le feu comme il faut,
qui agissant sur ma cucurbite fait monter
en vapeur dans l'alembic, tout ce qu'il
y a de volatil dans la plante. Ordinairement si c'est une plante odorante, on
trouve quelques gouttes de soufre, qui
surnagent l'eau. On appelle ces soufres
B 5   des

des *essences*. Outre ces soufres, qui sont reconnûs pour tels non seulement parce qu'ils s'enflamment facilement quand on les jette au feu; mais parce que les acides les coagulent & les alkalis les dissolvent. Il y a quelques acides ou quelques alkalis volatils, qui sont dissous dans l'eau. On les reconnoît par le moyen de la fermentation qu'ils excitent ou avec les acides, ou avec les alkalis. Car s'ils fermentent avec les alkalis on ne manque point de conclure que ce sont des acides, & s'ils fermentent avec les acides, on conclud que ce sont des alkalis. Ainsi on découvre que dans la plante il y a des phlegmes, des soufres volatils, des acides ou des alkalis volatils.

Après cela pour sçavoir ce qu'il y a de fixe, je prens ce qui est resté au fond de ma cucurbite & je le mets au feu. S'il s'enflamme je conclus de là que dans la plante il y avoit des soufres fixes, qui n'ont point pû monter par la distillation. En suite je réduis le tout en cendres : & pour sçavoir de quoi sont composées ces cendres, j'en fais une lessive.

L'eau

L'eau diffout tout ce qu'il y a d'acide,
d'alkali, & de terre. Je paſſe ma diſſolution par un papier gris, afin de n'a-
voir que les ſels, les acides, ou les alkalis diffous dans l'eau. La terre étant
trop groſſiere pour paſſer par les pores
du papier, reſte dedans, & alors je vois
combien de terre entre dans la compoſition de la plante. Je prens après cela
ma diffolution, que je mets ſur le feu.
Le feu par ſon activité fait exhaler toute
l'eau, & ce qu'il y a de fixe reſte au fonds
de mon vaiſſeau. Je l'examine & je connois ſi c'eſt un alkali en le mélant avec
un acide, ou bien ſi c'eſt un acide en le
mélant avec un alkali, par la fermentation qu'il excitera ou avec l'un ou avec
l'autre. Que s'il ne fermentoit point du
tout ni avec les acides ni avec les alkalis,
je conclurois de là que c'eſt un ſel fixe.

Ainſi je connois tous les élemens, qui
entrent dans la compoſition d'une plante, & comme on peut travailler preſque
ſur tous les corps terreſtres, pour en tirer les élemens; la Chymie eſt la ſeule
ſcience par laquelle nous pouvons bien

connoître de quoi font composés les
corps.

La plûpart des gens n'en tombent
pas d'accord, parce qu'ils s'imaginent
que le feu en agissant sur les corps en
change toutes les parties. De forte que
les divers élemens que nous tirons des
corps par le moyen de la Chymie, n'y
étoient point tels à leur avis, qu'ils font
lors qu'on les a tirés. Mais j'ai de grandes raisons d'être d'un autre sentiment;
qui font 1. que le feu ne change point
les acides en alkalis, ni les alkalis en
foufres. Car encore que le feu par fa
grande agitation puisse produire quelque
changement dans les parties d'un corps
il est inconcevable cependant qu'il puisse
changer les principes en les dépouïl-
lant de leur nature pour le revêtir de la
nature d'un autre. Ainsi donc quand
même il seroit vrai que le feu produiroit
quelque changement dans les parties des
corps sur lesquels on travaille, pour en
tirer les élemens; il est certain pourtant que ce qu'on tire d'alkali, y étoit
fous la forme d'alkali, ce qu'on tire
d'acide

d'acide y étoit fous la forme d'acide,
&c.

Mais ce qui m'oblige principalement
à eſtimer que le feu ne produit aucun
changement dans les élemens des corps
qu'on tire par la Chymie, c'eſt que ſi
l'on prend de l'eſprit de ſel, & qu'on
le même avec l'alkali fixe de tartre, on en
fait un veritable ſel; & ſi l'on prend de
l'eſprit de nitre & qu'on le méle avec le
ſel de tartre, on en fait un veritable nitre. Cependant tous ceux qui ſçavent
travailler en Chymie, n'ignorent pas
qu'il faut pouſſer le feu avec une extréme
violence, pour diſtiller l'eſprit de ſel &
l'eſprit de nitre. Ainſi ſi le feu devoit produire quelque changement dans les élé-
mens qu'on tire des corps par ſon moyen, ce ſeroit principalement dans la
diſtillation de l'eſprit de ſel & de l'eſprit
de nitre, où il faut qu'il agiſſe avec toute
ſa force.

Toutefois l'experience fait voir
qu'il n'y en produit point, & que l'eſprit
de ſel & l'eſprit de nitre étoient tels
dans le ſel & dans le nitre, qu'ils ſont

lois

lors que le feu les a séparés de l'autre élement, avec lequel ils doivent être mêlés pour constituer le sel & le nitre; puis qu'on fait un veritable sel & un veritable nitre, en les mêlant avec cet autre element, qui est le sel de tartre.

On est convaincu en bonne physique que les odeurs ne sont que les parties les plus subtiles, qui se détachent des corps odorans, & qui se répandent dans l'air en forme d'exhalaison. On n'ignore pas aussi que c'est de la differente grandeur & de la differente figure des parties, que dépend toute la diversité des odeurs. Si bien qu'il faut une certaine grandeur & une certaine figure dans ces parties, pour exciter en nous une odeur particuliere. Et s'il arrivoit que cette grandeur ou cette figure vinssent à changer par quelque cause que ce soit, l'odeur que ces parties exciteroient après cela en nous, ne seroit plus la même. Mais nous tirons par la Chymie les parties odorantes des corps odoriferens, sans qu'il y ait en elles aucun changement; puis qu'elles excitent en nous les mêmes odeurs, que les corps

corps dont elles ont été tirées : têmoin l'essence de romarin, des girofles, de canelle, &c. D'où nous pouvons conclure avec raison, que le feu ne produit pas du changement, dans les élemens qu'on extrait des corps, par le moien de la Chymie.

Et puis qu'il se rencontre dans les animaux plusieurs liqueurs differentes, qui sont composées de divers élemens, nous nous servirons de la Chymie pour les séparer les uns des autres & pour les examiner séparement, afin de connoître la nature de chacun en particulier. Après quoi on verra avec assez de facilité quels peuvent être leurs usages dans l'œconomie animale, & quels effets en doivent dépendre.

DISCOURS SECOND.

Du Sang.

Lors que j'enfonce le tranchant d'un coûteau anatomique dans quelque partie exterieure d'un animal vivant, je

remar-

remarque qu'il fort de la playe que j'ai faite, une liqueur rouge, que je nomme du *fang*.

Je m'imagine qu'il eſt fort important d'en bien connoître la nature, parce que je le trouve tellement répandu par tout le corps, qu'il n'y a point de partie, qui n'en ſoit arroſée. Ce qui m'oblige à en recüeillir un peu dans un vaiſſeau, & pour connoître ſi ce n'eſt point quelcun de nos élemens, ou ſi c'en eſt un compoſé, je le mêle premierement avec des acides. Et je trouve qu'ils le coagulent, de telle maniere pourtant qu'ils n'en coagulent qu'une partie, & qu'il en reſte une autre fort liquide & tranſparente, que nous appellons la *ſeroſité*. En ſecond lieu je prends la ſeroſité & je la mêle avec des acides : & je trouve qu'il ſe fait par ce mélange une petite fermentation.

De là je conclus qu'il y a dans le ſang beaucoup de ſoufre & quelque alkali ; que les ſoufres ſont ce qui a été coagulé par les acides ; & que les alkalis ſont ce qui fermente avec les acides,

des, que nous avons mêlés avec la ferofité.

Je ne me contente pas de cela, je prens
des alkalis & je les mêle avec le fang,
pour confirmer par quelque nouvelle experience ce que je foupçonne. Et il arrive que le fang fe diffout extrêmement
par ce mélange. Et comme je connois
que l'effet des alkalis fur les foufres eft la
diffolution, je me confirme encore davantage dans l'opinion où je fuis, que dans
le fang il y a beaucoup de foufre.

La petite fermentation que les acides
ont excitée dans la ferofité, me fait
penfer qu'il y a dans la ferofité quelque
chofe de plus, que des alkalis ; & par
confequent, qu'il y a dans tout le fang
quelque autre principe, avec les alkalis
& les foufres. Pour fçavoir donc la verité de la chofe je prens une quantité affez confiderable de fang : je la mets dans
une cucurbite, je place ma cucurbite fur
un fourneau pour faire diftiller quelque
chofe au fable. J'adapte un chapiteau
fur ma cucurbite, & au bec de mon chapiteau je mets un recipient. J'ai foin
de

de bien luter les jointures , & je donne
mon feu au commencement très-petit ,
& l'augmentant dans la suite peu à peu
je fais defécher tout doucement le sang ,
que j'ai mis dans ma cucurbite.

Pendant que le sang se deféche de la
forte , il monte quelques vapeurs dans
l'alembic , qui venant à se rassem-
bler sur sa superficie concave , coulent
en gouttes d'eau par son bec dans le réci-
pient. Je prens cette eau , & je l'examine en en mettant sur la langue. Une
petite saveur qu'elle y excite , me fait
juger qu'elle n'est pas un phlegme tout
pur , je mêle des alkalis avec elle , & je
n'y remarque aucune fermentation. Ce
qui me fait penser que ce qu'il y a dans
cette eau n'est pas acide. En suite j'y
mêle des acides , & je connois par là
legére fermentation qui arrive de ce mêlange , que ce font des parties alkalines
extrêmement volatiles , mêlées avec
beaucoup de phlegme.

Je retire après cela ce qui s'est defé-
ché dans ma cucurbite , & je le mets
dans une retorte que je place sur un fourneau

neau propre pour cela. Je donne le feu
par degrés, & il sort de ma retorte une
huile puante, qui est la partie sulfureuse
du sang. Avec l'huile puante il sort
une grande quantité de parties blanchâtres, qui s'attachent au col de la cornüe, & à la superficie concave du recipient, comme si c'étoit une Gelée très-
delicate.

J'examine l'huile puante par le mélange des acides & des alkalis. Les acides la coagulent, les alkalis la liquefient,
ce qui ne me permet pas de douter que
ce ne soit un veritable soufre. Je fais la
même chose avec les parties blanchâtres,
que je racle du col de la cornüe & des
parois du recipient. Et j'apprens par la
grande fermentation qu'elles font avec
les acides, que ce n'est qu'un alkali, qui
étant monté à une chaleur mediocre, est
fort volatil.

J'ai donc trois principes volatils, qui
composent le sang, assavoir une quantité de phlegme très-considerable, beaucoup de soufre volatil, & encore plus
d'alkali volatil. Pour connoître à present

sent ce qui est resté au fonds de la cornüe
je le mets dans un creuset & je le fais cal-
ciner au feu de roüe. Il y a quelque petite chose, qui s'exhale encore. Et enfin
après que le tout a été bien calciné, j'en
fais une lessive, que je filtre. Je fais
évaporer une partie de l'eau, qui com-
pose la lessive. Je mets le reste dans un
lieu frais, & il se crystallise quelque chose autour de mon vaisseau, en forme de
sel.

Je prens ce sel & je le mêle avec des
alkalis & des acides. Les alkalis ne le
remüent point, mais les acides y excitent une fermentation, moindre pourtant que celle qu'ils font avec l'alkali volatil du sang. Ce qui me fait juger que
c'est un alkali fixe, avec lequel il y a peut-
être quelque acide mêlé.

J'apparçois ensuite, qu'il est resté
quelque terrestreité dans le papier, par
où j'ai filtré la lessive, de laquelle j'ai
retiré l'alkali fixe. Si bien qu'après avoir
tout examiné je trouve que le sang est un
composé d'alkali volatil, d'alkali fixe,
de soufre volatil, de phlegme, de terre,
&

& peut-être de quelque peu d'acide mêlé avec l'alkali fixe. En telle forte qu'il
abonde plus en foufre, en alkali volatil,
& en phlegme, qu'en tout autre principe. Car il y a peu de fel fixe & presque
point de terreftreité.

On peut comprendre par là avec affez
de facilité la raifon pourquoi l'on voit
en fe fervant du microfcope plufieurs petis globules rouges qui nagent dans une
liqueur cryftalline dans le fang, renfermé
dans de petis tuyaux de verre. Les foufres qui ont plus de difpofition à fe tenir
unis les uns avec les autres, à caufe que
leurs branches s'embarraffent, nagent
dans une liqueur compofée de phlegmes & d'alkalis. Les phlegmes par leur
mouvement preffent ces parties bran-
chües les unes contre les autres, & les
obligent à former de petis globules ful-
phorés; de la même maniere que l'air
réduit les gouttes d'eau à la rondeur. Et
les alkalis entretiennent la petiteffe de
ces globules, & obligent les parties ful-
phureufes du fang à s'affembler feulement en petit nombre, en les tenant fé-
parées les unes des autres.   On

On voit aussi la raison pourquoi les grumaux de sang, après avoir été lavés dans de l'eau froide, se trouvent tous fibreux. Car l'eau froide dissout les alkalis & les emporte. Ensuite elle assemble les soufres, qui s'affaissent au fonds du vaisseau comme une matiere glaireuse & composée de petites fibres à peu près comme la glu.

C'est aussi pour la même raison que lors qu'on recüeille le sang dans de l'eau chaude aussi-tôt qu'il sort de la véne, qu'il se ramasse autour des vergettes qu'on met tremper dedans, une substance mucilagineuse & glaireuse. Car les alkalis se répandent par toute l'eau avec les soufres, & hûrtent ensemble contre la superficie des vergettes. Les alkalis ne s'y attachent point, parce qu'ils n'ont pas leurs parties propres pour cela: mais les soufres insinüent dans les pores du bois, qui se font ouverts par la chaleur de l'eau, les extrêmitez de leurs branches. De sorte que s'y trouvant engagées elles y restent attachées, & les autres parties sulfureuses du sang

qui

qui nagent dans l'eau s'attachent aux pre-
mieres, si bien qu'enfin, lors que l'eau
est devenüe froide, on trouve les soufres du sang sur la superficie des vergettes, comme une glaire ou comme un
mucilage.

DISCOURS TROISIEME.

Des Glandes.

Lorsqu'on suit les artéres & les vénes
on trouve qu'un grand nombre de
leurs rameaux vont aboutir à de certains
corps ronds, envelopés d'une tunique
très-deliée, & desquels sort un canal,
d'où coule une liqueur toute differente
du sang.

Les Anatomistes appellent ces corps
ronds *des glandes.* On y remarque trois
choses considerables. La premiere, que
châque glande reçoit un rameau d'artére,
qui lui apporte du sang;& qu'il en part un
rameau de véne, qui le rapporte. La
deuxiéme, qu'il sort un canal de châque
glande, d'où coule une liqueur differente
du

du fang. Et la troifiéme que la compo-
fition des glandes eft de deux fortes. Les
unes ne font qu'un tas de petis vaiffeaux
entortillés qui fe reüniffant font le canal
par où coule une liqueur particuliere. Et
les autres ne font qu'un affemblage de
petites veficules. En quelques endrois
ces vificules font angulaires, & il fe
trouve une communication entre leur cavité; fi bien qu'elles aboutiffent toutes
à deux ou trois, dont la prolongation
fait le canal, d'où coule la liqueur différente du fang. Et en quelques autres ce
font des veficules feparées, qui envoyent chacune en particulier un petit canal. Nous appellerons des *glandes vafcu-*
laires, celles qui ne font qu'un tas de
vaiffeaux entortillés; & nous nommerons *les glandes veficulaires*, celles qui
ne font compofées que d'un amas de veficules.

Si l'on raifonne fur ces trois chofes on
découvrira affez aifément la nature des
glandes. Les artéres apportent du fang
qui après avoir arrofé les vaiffeaux ou
veficules des glandes, retourne par le
vénes

vénes, qui en fortent. Enfuite les glandes ne font compofées que de petis vaiffeaux ou de petites veficules, remplies
d'une liqueur differente du fang. Mais
parce que nous n'avons découvert jufques ici aucun vaiffeau, qui apporte
quelque chofe à la glande, que des artéres qui y apportent du fang; nous pouvons bien penfer que cette liqueur eft u-
ne certaine portion du fang artériel, qui
en a été féparée par les vaiffeaux ou par
les veficules, & qui a été recüeillie dans
leur cavité, d'où vient que cette liqueur
coule toûjours de la glande par le petit
canal qui en fort, & que nous appellerons *canal excrétoire.*

La difference qui eft entre cette liqueur & le fang, ne nous doit pas empê-
cher d'entrer dans ce fentiment. Car
puifque le fang eft compofé de principes
heterogénes, une certaine portion d'un
ou de plufieurs de ces principes, fe peut
féparer du fang & fe recüeillir dans la cavité des vaiffeaux ou des veficules des
glandes. Et parce que les principes du
fang ne s'y rencontrent pas foit dans le

C   nombre

nombre soit dans la proportion qu'il faut, pour faire du sang, la liqueur, qui résulte de cét assemblage, doit être une liqueur toute différente du sang.

Ainsi la liqueur qui découle des glandes par leurs canaux excrétoires doit venir du sang. Mais ce qui nous confirme encore davantage dans ce sentiment, c'est qu'on ne sçauroit rien retirer de cette liqueur par la Chymie, qu'on ne retire du sang. Ce qui est une marque assez évidente que cette liqueur n'est autre chose qu'un assemblage de certains principes, qui ont été séparés du sang par le moyen de la glande.

Quant à la liqueur qu'une glande sépare du sang, on observe qu'elle est toujours la même. Cependant il ne faudroit pas pour cela s'imaginer que toutes les glandes séparent une même liqueur. L'expérience nous fait voir des différences très-considérables entre les liqueurs qui sortent de diverses glandes. Ce qui montre assez que la plûpart du tems diverses glandes séparent divers principes de la masse du sang.

M

Mais comme cela ne satisfait pas entiérement l'esprit, il ne sera peut-être pas mal à propos de rechercher la maniére de laquelle les glandes séparent du sang les liqueurs qui en découlent. Pour réüssir dans cette recherche je remarque que les artéres apportent du sang dans le corps de la glande, que le sang est un composé de parties heterogénes, que quelques-unes de ces parties heterogénes sortent de la cavité des artéres & se ramassent dans la cavité des vaisseaux ou des vesicules, qui composent la glande. D'où je conclus qu'il y a des passages de la cavité des artéres jusques dans la cavité des vaisseaux ou des vesicules des glandes, & des passages tels, qu'aucun autre principe du sang n'y peut passer, que ceux qui sont absolument nécessaires pour composer la liqueur, qui découle de cháque glande en particulier. On appellera ces sortes de trous ou de passages, *des pores*.

Afin que la chose se fasse ainsi, il faut que ces pores soient si proportionnés à la grandeur & à la figure des parties, qui

se

se séparent du sang, pour se recüeillir dans les vaisseaux ou dans les vesicules des glandes, que des parties d'une autre grandeur & d'une autre figure n'y puissent point passer. Car alors le sang venant à couler dans les artéres, qui sont répanduës dans la substance des vaisseaux ou des vesicules des glandes, celles de ses parties, qui peuvent passer par les pores, qui vont à leurs cavités, s'y engagent. Et parce que le sang continuë à se mouvoir dans les artéres, les parties qui se sont engagées dans les pores par où elles peuvent passer y sont poussées; & étant suivies par d'autres, auxquelles il arrive la même chose, elles se trouvent enfin poussées jusques dans la cavité des vaisseaux ou des vesicules des glandes. Là elles se mêlent avec plusieurs autres qui y sont venuës de la même façon, composent avec elles la liqueur, qui sort de la glande par son canal excrétoire.

Mais parce que la liqueur qui découle d'une glande est composée de parties heterogénes, il faut que les pores de chaque artére ne soient pas tous semblables

Si bien que selon que la liqueur d'une glande sera composée de soufres, d'alkalis ou de phlegmes, il y aura à proportion dans les artéres de cette glande des pores propres à laisser passer des alkalis, des soufres ou des phlegmes.

Nous pouvons même assûrer, que non seulement les pores des artéres des glandes ne sont pas tous semblables entr'eux, mais aussi que ceux des artéres d'une glande sont quelquefois entiérement différens de ceux des artéres d'une autre. La raison en est qu'il sort quelquefois d'une glande une liqueur entiérement différente de celle, qui découle d'une autre.

Après cela il faut observer qu'il y a des glandes qui se rencontrent seules sans être attachées à aucune autre. On les nomme *des glandes conglobées*, parce qu'on les considére comme de petis globes, qui séparent du sang une liqueur. Mais lors qu'il y en a un assemblage & qu'elles sont toutes enveloppées dans une tunique, & que tous leurs vaisseaux excrétoires se réünissent en un, & com

posent

poſent ainſi un canal par où coule la liqueur qu'elles ont toutes d'un commun
accord ſéparée du ſang, on les appelle
des glandes conglomérées.

La plus grande partie des glandes
conglomérées ſont vaſculaires, & la
plûpart des conglobées ſont véſiculaires.   Comme le pourront voir ceux qui
ſe donneront la peine d'en faire la recherche. Et quelquefois il y a des glandes conglobées qui ſont vaſculaires dans
quelques animaux & véſiculaires dans
d'autres.

DISCOURS QUATRIEME.

Des Nerfs.

LA ſuperficie du cerveau & du cervelet, auſſi bien que le milieu de la
moëlle de l'épine du dos, ne ſe trouvent
compoſées que d'un amas de petis corps
ronds. On remarque qu'ils reçoivent des
artéres, qu'ils envoyent des vénes, &
qu'il en ſort une petite fibre blanche.

Les artéres leur apportent le ſang.
Aprés

Après qu'il les a arrofés il s'en retourne par les vénes. Mais comme il ne fe trouve pas dans les vénes avec les mêmes qualités qu'il avoit dans les artéres, nous pouvons bien conjecturer qu'il a laiffé quelque chofe dans ces corps ronds, qui caufe tout ce changement.

En effet ce changement ne furvient au fang, que par l'addition de quelque nouvelle matiére, ou par la perte de quelques-unes de fes parties. On verra affez aifément qu'il ne fe fait point par l'addition de quelque nouvelle matiére, fi l'on confidére que ces petis corps ronds ne reçoivent rien que des artéres. Car s'ils faifoient ce changement dans le fang en lui communiquant quelque nouvelle liqueur, ils la recevroient d'ailleurs. La raifon en eft que le fang paffe continüellement par ces corps ronds, & qu'il fe change auffi continüellement. Ainfi il faudroit qu'ils lui communiquaffent fans ceffe cette liqueur. Ce qui ne fe pourroit pas faire s'ils ne la recevoient de quelque fource inépuifable. Puis donc qu'on ne connoît point cette fource, on

peut

peut penſer avec raiſon, que ce changement n'arrive point au ſang par l'addition de quelque nouvelle matiere.

Il faut donc qu'il lui arrive par la perte de quelques-unes de ſes parties.   Et
parce que ce changement eſt ſenſible, il
ne ſe peut faire que par la perte d'un nombre très-conſiderable de ſes parties ; lesquelles ne pouvant pas reſter dans les
corps ronds , à cauſe qu'elles ſe détachent ſans ceſſe du ſang , doivent en ſortir par quelque endroit pour être portées
ailleurs.

Lors qu'on examine bien ces corps
ronds, on ne trouve rien dans châcun que
des artéres , des vénes , & une petite fibre blanche. Les parties qui ſe ſéparent
du ſang ne s'en vont pas par l'artére ,
puis que c'eſt par l'artére que le ſang
vient aux corps ronds ; elles ne s'en vont
pas auſſi par la véne ; car ſi cela étoit il
n'y auroit point de différence entre le
ſang de l'artére & celui de la véne.   Il
reſte donc qu'elles s'en aillent par la petite fibre blanche.   Et ainſi nous trouvons que la ſuperficie du cerveau n'eſt
compo-

composée que de petites glandes , qui
reçoivent le sang des artéres , qui le ren-
voyent par les vénes , & qui ont leurs canaux excrétoires , defquels coule la liqueur qu'elles ont féparée du fang.

On obferve deux fortes de fubftance
dans le cerveau , le cervelet , & la
moëlle de l'épine. Là premiére eft
cette fubftance glanduleufe ; qui fe
rencontrant à la fuperficie du cerveau &
du cervelet , en eft appellée la *fubftance
corticale*. Dans la moëlle de l'épine
elle fe trouve au milieu , enveloppée de
l'autre fubftance. Et l'autre qui eft
une fubftance blanche , plus ferme que
l'autre , n'eft que l'affemblage des
vaiffeaux excrétoires de la fubftance
glanduleufe. On la nomme dans le
cerveau & le cervelet *le corps calleux*,
ou la *fubftance moëlleufe*. Et dans l'épine
du dos elle n'a point de nom.

Les vaiffeaux , qui compofent le
corps calleux du cerveau & du cervelet,
s'y trouvent tellement entrelaffés ; qu'ils
reffemblent à une rets. On n'a pas encore pû bien découvrir s'ils s'anaftomo-

fent

fent, ou fi la rets se fait fimplement
de ce qu'ils passent les uns sur les autres.

Enfin ils se recüeillent en petis pacquets, qui se trouvent renfermés dans
des gaines membraneuses. A mesure
qu'ils avancent dans le corps de l'animal
ils se divisent en plusieurs petis rameaux,
& se répandent de cette façon par tout.
De sorte qu'il y a très-peu de parties dans
le corps d'un animal, qui n'en reçoive
fa part. Ces pacquets de vaisseaux excrétoires des glandes du cerveau, du cervelet, & de l'epine s'appellent *les nerfs.*

Dans les nerfs les vaisseaux excrétoires
dont ils sont composés, n'ont point de
communication ; on ne remarque pas
même qu'ils s'entrelaffent. Mais ils s'é-
tendent en long, couchés les uns sur les
autres, comme s'ils étoient de petis
pacquets de cordelettes.

Je dis que cela arrive dans les nerfs, pour
faire observer, que la chose va autrement
dans de certaines tumeurs attachées aux
nerfs, qu'on nomme des *corps olivaires,*
ou des *ganglions.* Car ces corps olivaires
ne se forment que par l'entrelaffement
des

des vaiffeaux nerveux. De même que le fil, dont une fronde eft compofée, femble occuper plus de place dans le corps de la fronde où l'on met la pierre, que dans les cordons, qui en fortent de part & d'autre.

Plufieurs nerfs s'affemblent en divers endroits du corps de l'animal, & s'entrelaffent tellement les uns avec les autres, que les Anatomiftes ont appellé ces affemblages des *plexus*. Enfuite ils fortent des plexus, & fe répandent tout autour.

Lors que plufieurs nerfs s'affemblent en un, il faut bien prendre garde que les vaiffeaux dont ils font compofés ne s'anaftomofent point, & que l'anaftomofe ne fe trouve que dans leur enveloppe. Et lors qu'un nerf fe divife en plufieurs rameaux, ce ne font point fes vaiffeaux en particulier qui fe divifent en plufieurs, mais la divifion fe rencontre feulement dans leur enveloppe, & les vaiffeaux qui étoient dans leur pacquet, fe trouvent dans plufieurs.

Enfin l'ufage des nerfs eft de diftri-

baër

buer la liqueur qui coule dans les fibres, à
toutes les parties où ils vont aboutir. Pour
cette liqueur, elle ne peut qu'être composée des plus subtiles & des plus volatiles parties du sang.   On la considére
comme un vent très-subtil, qui passe
par les fibres des nerfs, & ce n'est pas
sans raison. Car puis qu'elle échappe à
nos yeux, & que les meilleurs microsco-
pes ne sont pas capables de nous la faire
voir, nous pouvons bien penser qu'elle
est la plus subtile de toutes les liqueurs ;
qui se separent du sang dans les glandes
du corps d'un animal.   On appelle cette liqueur *les esprits animaux*, à cause de
leur grande subtilité, & parce que ce
sont eux, qui sont l'ame, qui fait vivre
les animaux.

Encore qu'on ne puisse point recüeillir de cette liqueur pour en examiner la
nature, par son mélange avec les acides &
les alkalis, nous ne laisserons pas de penser
que l'alkali volatil prédomine en elle,
avec un soufre extrêmement volatil.
La raison en est que tous les alkalis volatils pris intérieurement augmentent les
esprits

esprits animaux, les soufres volatils font presque la même chose, & il n'y a rien qui augmente si fort la quantité que les alkalis volatils sulfurés ; comme sont tous les alkalis volatils aromatisés.

L'effet des alkalis sur les soufres nous confirme dans ce sentiment. Car les alkalis dissolvent les soufres en écartant leurs parties les unes des autres, & empêchent par ce moyen que leurs branches ne s'accrochent. Cela est cause que les interstices ou intervales des branches sont remplis de matiére æthérée, aussi bien que les pores qui restent entre les soufres & les alkalis ; qui se trouvant plus grands que si la liqueur étoit simplement alkaline ou sulfureuse, contiennent aussi entr'eux beaucoup plus de matiére æthérée. Et d'autant que comme cette matiére æthérée est dans une grande agitation elle meut avec beaucoup de force toutes les parties de cette liqueur, ce qui ne contribüe pas peu à son activité & à sa subtilité.

DIS-

DISCOURS CINQUIEME.

Des Muscles.

Lors qu'on suit les nerfs & les artéres, on trouve que la plûpart de leurs rameaux se vont perdre dans des corps charnus, qui sont couverts d'une membrane très-déliée, & qu'on appelle *des muscles.*

Trois sortes de parties entrent dans leur composition, 1. on y découvre beaucoup d'artéres & de vénes, 2. des nerfs, & enfin de petites fibres qui ne sont ni artéres, ni vénes, ni nerfs; mais qui sont de certains petis filets longs, très-deliés, & cependant très-forts.

La maniere dont elles sont arrangées dans les muscles, a quelque chose de fort remarquable. D'abord on les trouve toutes ramassées, & alors elles ressemblent à un cordon. Ensuite elles s'éloignent les unes des autres, & reçoivent entr'elles diverses branches d'artéres & de vénes. Enfin elles se ramassent feut toutes & font encore un cordon. Le premier & deuxiéme cordon se nomment *les tendons, ou la tête & la quëuë du muscle.* Et cette partie, qui est placée entre la tête & la quëuë, & qui est l'endroit où les fibres des tendons s'éloignent, & où elles reçoivent des vénes & des artéres entr'elles, est appellée le *ventre du muscle.*

Ces fibres font toutes paralleles & dans les tendons & dans le ventre ; dans les tendons elles font plus longues les unes que les autres, & dans le ventre elles ont toutes la même longueur. Elles font par leur arrangement un parallelograme obliquangle dans le ventre du muscle. Et elles se trouvent si fort pressées les unes contre les autres dans les tendons, qu'elles ressemblent à deux cordons, qui tiennent le parallelograme obliquangle par ses côtés opposés. Comme on le peut voir dans cette figure, A B

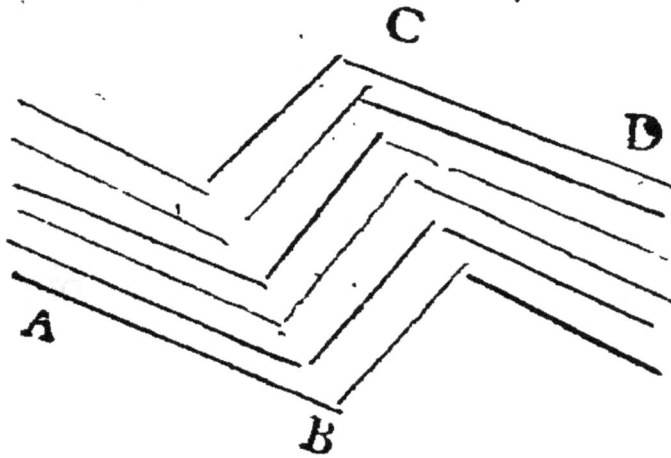

représente un tendon ou la tête du muscle, B C le ventre, & C D l'autre tendon ou la queuë.

Les artéres & les vénes, qui se répandent dans le muscle, ne se trouvent que dans son ventre, si l'on en trouve quelquefois dans les tendons, elles y sont en si petite quantité, que cela ne merite pas qu'on y fasse quelque attention. Ainsi les tendons ne sont que l'assemblage des fibres toutes pures, que nous nommerons pour cela *les fibres tendineuses*; au lieu que les interstices, qui sont entr'elles dans le ventre du muscle, sont tous remplis de vénes & d'artéres.

De là vient la différence qu'on remarque entre la couleur des tendons & celle

celle du ventre des muscles. Les tendons sont bruns; & le ventre est rouge. Et c'est cette partie des animaux composée de fibres tendineuses & de vénes & d'artéres, qu'on appelle *la chair*.

Il ne faut donc pas s'imaginer que la chair soit rouge d'elle-même, non plus qu'il ne faut pas croire qu'un verre plein de vin rouge, soit rouge de lui-même. Mais plûtôt comme le verre paroît rouge à cause que la liqueur qu'il y a dedans est de cette couleur, de même aussi la chair & toutes les autres parties du corps d'un animal, n'est rouge que par la rougeur du sang qui est contenu dans les vénes & dans les artéres de ces sortes de parties.

Cette vérité se démontre par une expérience qui la rend incontestable. C'est que si l'on fait des injections d'eau chaude par les artéres, qui répandent leurs branches dans les chairs; après qu'on a réïtéré plusieurs fois l'injection, la chair devient de la couleur des tendons.

Les muscles ne sont pas seulement composés d'artéres, de vénes & de
fibres

fibres tendineuses, les nerfs constituent
encore une de leurs parties. Ils se pro-
menent premiérement sur leur tunique, & la percent. Dès qu'ils l'ont
percée, ils se divisent en rameaux très-
déliés, qui vont s'anastomoser avec les
fibres tendineuses. Quelquefois les
nerfs entrent dans les tendons, & quelquefois dans le ventre des muscles.
Puis en quelque part qu'ils entrent, on
trouve toûjours que les extrêmités de ses
branches vont aboutir aux fibres tendineuses.

Toutes ces fibres tendineuses ont une
cavité qui les perce ; comme une Serba-
tane. A la verité cette cavité ne se peut
par voir à l'oeüil, mais on a une expérience, qui en fait assez voir la nécessité,
pour n'être pas contredite par ceux qui
se payent de raison. L'expérience est que
toutes les fois qu'un muscle agit, ses fibres se racourcissent considérablement,
& se grossissent en même temps. Cependant nous ne sçaurions concevoir de
quelle maniére des fibres flexibles se peuvent grossir & racourcir en même tems,

que

que par le moyen de quelque liqueur, qui remplit une cavité, qui les perce d'un bout jusques à l'autre.

Après cela il ne sera pas extrêmement difficile de voir, comment doivent jouër toutes ces choses. Châque fibre tendineuse reçoit une branche de nerf; & châque branche de nerf verse des esprits animaux dans la cavité de châque fibre tendineuse. Les esprits animaux font les parties du sang les plus subtiles & les plus agitées. Lors qu'ils sont entrés dans la cavité des fibres tendineuses, ils les gonflent, & les racourcissent. De la même façon que l'air qu'on soufle dans un boyau, le gonfle, & le racourcit en même temps.

Si nous considérons ensuite que le ventre du muscle est tout farci d'artéres & de vénes, nous avouërons que les fibres tendineuses ne sçauroient se gonfler sans diminuër la cavité des artéres & des vénes. D'où il suit que le sang en est chassé. C'est pourquoi il arrive que dans certains animaux les muscles blanchissent toutes les fois que les esprits ani-

maux

maux en groffiffent les fibres tendineufes.

Si l'on prend garde enfin que lors que
le fang croupit dans les artéres & dans
les vénes, les fibres tendineufes ne reçoivent pas affez de mouvement des
efprits animaux, pour chaffer ce fang
qui croupit entr'elles. D'où il fuit qu'en
pareille rencontre elles ne fçauroient
groffir, ni devenir plus courtes.

D'où nous pouvons conclure, qu'il y
a deux chofes abfolument néceffaires
pour le gonflement des fibres tendineufes des mufcles. La premiére eft que
les efprits animaux doivent avoir leur
cours libre par le nerf qui s'en va au mufcle. Car puis que les fibres tendineufes
ne fe gonflent que par eux, il eft clair que
fi leur cours eft tellement interrompu
qu'ils ne puiffent point inflüer dans leur
cavité, elles ne fçauroient groffir. L'expérience le confirme, en ce que fi l'on
coupe ou fi l'on ferre un nerf avec un filet, le mufcle qui en reçoit des rameaux
fe flétrit, & quoi qu'on faffe, fes fibres ne
groffiffent point.

La

La seconde chose nécessaire pour le gonflement des fibres, est le cours libre du sang par les artéres & les vénes des muscles. Car puis que les fibres tendineuses ne se peuvent pas gonfler sans étressir les artéres & les vénes, & que les artéres & les vénes ne se peuvent pas étressir sans se vuider du sang qui les remplit, il est visible que si le sang y croupit, il empêchera les fibres tendineuses de s'enfler.

Cela est si vrai que si l'on prend un animal vivant, & qu'on lie l'aorte quatre doigts au dessous du cœur, il devient paralytique, depuis la ligature jusqu'aux extrémités des pieds.

Lorsque les fibres d'un muscle sont enflées par les esprits animaux, il y a deux forces qui concourent à les remétre dans leur premier état. La premiere est le ressort que font ces fibres. Car puis que leurs pores acquiérent une autre disposition par leur gonflement, la matiére æthérée qui y passe incessamment fait effort pour les remettre dans leur état précédent. La seconde est l'effort du sang fang artériel, qui étant pouffé par le cœur avec vigueur, renfle les artéres & les vénes, & en même temps refferre les fibres tendineufes. Et comme les artéres fe defempliffent de fang lors qu'elles font ferrées par le gonflement des fibres; auffi les fibres fe defempliffent d'efprits animaux, lors qu'elles font remifes dans leur état ordinaire, tant par la force du fang artériel, que par celle de leur reffort.

Au refte, les tendons des mufcles font ordinairement attachés à quelque cartilage ou à quelque os. Ce qui eft caufe que le racourciffement des fibres tendineufes fait mouvoir la partie à laquelle les tendons font attachés. On re- marquera encore, que l'un des tendons tient à une partie immobile, & l'autre à une partie mobile, d'où il fuit que quand le mufcle fe racourcit, la partie mobile eft tirée vers l'immobile.

Mais d'autant qu'il n'y a prefque point de mouvement dans une partie qui n'ait fon mouvement oppofé, auffi il n'y a prefque point de mufcle, qui n'ait
fon

fon mufcle oppofé. Ces mufcles qui
fervent de la forte à faire des mouvemens oppofés font appellés *antagoniftes*.

Il faut prendre garde à l'égard des
mufcles antagoniftes, que quand l'un fe
racourcit l'autre s'étend. Car puis que
leur action eft oppofée, & que celle de
l'un ne fçauroit fubfifter en même tems
que celle de l'autre; le racourciffement
du mufcle, qui agit, doit produire l'al-
longement de fon antagonifte.

Mais parce que le racourciffement
d'un mufcle, tire les fibres de fon antagonifte au de-là de leur longueur ordinaire, elles doivent faire le reffort. C'eft
pour cette raifon que l'action d'un mufcle, qui a été allongé par le racourciffement de fon antagonifte, fe fait avec
affez de facilité. Car les fibres tendineufes fe peuvent facilement racourcir
toutes allongées qu'elles font, pour peu
qu'il y ait d'efprits animaux, qui influent
dans leur cavité, parce que la force des
efprits eft augmentée par celle du reffort
de la fibre.

DIS-

DISCOURS SIXIEME.

Des Cartilages , des os , & des membranes.

ON trouve dans le corps d'un animal plusieurs parties, qui semblent participer de la nature des os & de la nature des tendons, en ce qu'elles ne sont pas du tout si dures que ceux-là, & qu'elles sont moins molles que ceux-ci. On les nomme *les cartilages.*

La premiére chose qui me fait conjecturer que les cartilages ne sont qu'un composé de fibres tendineuses, qui se sont durcies en se remplissant d'alkalis volatils, c'est qu'il n'y a point de cartilage dans lequel ne se perdent plusieurs fibres tendineuses. Ce qui rend ma conjecture vrai-semblable, c'est qu'on voit à l'œüil, que la substance des cartilages n'est qu'un amas de fibres. Et ce qui met la chose hors de doute, c'est que dans les jeunes animaux plusieurs parties qui étoient tendineuses deviennent à la longue cartilagineuses, lagineufes ; & qu'on obferve fouvent dans les vieux animaux que certains tendons fe font changés en cartilages.

Comme les tendons fe changent à la longue en cartilages , les cartilages fe changent auffi en os. Si nous avons donc conclu que les cartilages n'étoient qu'un compofé de fibres tendineufes , de ce que les tendons fe changent quelquefois en cartilages; nous fommes obligés par la même raifon de juger , que les os ne font compofés que de fibres tendineufes, qui après s'être durcies à devenir cartilages , fe durciffent enfuite jufques à conftitüer les os.

Les obfervations qu'on fait fur les os des fœtus montrent à l'œüil cette verité. En effet on y obferve quantité de fibres tendineufes , & particuliérement dans le crane. Il paroît dans le commencement comme s'il n'étoit qu'une membrane , compofée de fibres tendineufes. Il devient enfuite cartilagineux. Et enfin il fe change entiérement en os. Après quoi on ne fçauroit douter que les os ne foient un amas de fibres tendineufes , qui

D   fe

se sont durcies de telle sorte, qu'elles ont acquis la fermeté des os.

Les fibres tendineuses se durcissent en se remplissant à la longue d'alkalis volatils. Les fibres des nerts versent dans leur cavité des esprits animaux. Ce qu'il y a de plus subtil s'échappe par les pores, & le plus grossier y reste. Si bien que d'abord ces fibres se trouvent remplies d'alkalis volatils & de soufres volatils. Tandis qu'il y a des soufres elles paroissent sous la forme de cartilage; mais dès que les soufres se sont consumés, soit à la nourriture des fibres, soit en s'échappant par les pores, soit en se brisant, elles paroissent sous la forme des os.

De là vient qu'il n'y a point de parties dans tout le corps d'un animal, desquelles on tire tant d'alkali volatil, que des os.

Enfin on remarque, que les os sont tous couverts d'une membrane qu'on nomme le *perioste*. Cette membrane se trouve si fort attachée aux os, qu'en certains endroits il est impossible de l'en séparer, qu'en la coupant, ou en la déchirant.

Lor

Lors qu'on l'examine de près on trouve trois sortes de parties, qui entrent dans sa composition ; sçavoir beaucoup de fibres tendineuses, plusieurs branches de nerfs, & quelques artéres & quelques vénes. Si bien qu'après avoir tout consideré on trouve, que le perioste n'est qu'un tissu de fibres tendineuses de l'os, de quelques nerfs, & de quelques vénes & quelques artéres.

Et parce que toutes les autres membranes ont de la communication avec les os ou avec les tendons des muscles, & qu'elles ont des fibres tendineuses, des nerfs, des artéres, & des vénes, nous estimons que toutes les membranes qu'on observe dans le corps animé ne font qu'un tissu de fibres tendineuses, d'artéres, de vénes & de nerfs.

DISCOURS SEPTIEME.

Des Vaisseaux Lymphatiques & de la Lymphe.

On a trouvé que de toutes les parties d'un animal partent certains petis vaisseaux, que les Anatomistes appellent *lymphatiques*, à cause qu'ils sont pleins d'une liqueur claire & transparente, qu'on nomme *la lymphe*.

Les membranes, qui les composent sont si déliées, qu'ils sont invisibles lors qu'ils ne sont pas remplis. Ils s'anastomosent les uns avec les autres, composent ainsi des troncs assez gros qui se vont insérer dans les vénes.

Ceux qui viennent de la tête & cou s'insérent dans les soûclaviéres dans les jugulaires. Et la plûpart ceux qui tirent leur origine des parties inférieures, & des visceres du bas ventre, se vont rendre dans une cîterne placée sur les vertébres des lombes d'où il sort un canal qui après avoir rampé sur les vertébres du thorax, se va charg

charger de fa lymphe dans la véne foû-
claviére.

Cette cîterne s'appelle *le refervoir du
chyle*, parce que le chyle qui fe forme dans
l'eftomach par la digeftion des alimens,
s'y va rendre. Et le canal qui part de
ce réfervoir fe nomme *le canal thoracique*, parce qu'il fe trouve couché fur les
vertébres du thorax.

Ce qui eft de plus remarquable dans
ces vaifleaux, c'eft une grande quantité
de valvules, qui font placées à très-peu
de diftance les unes des autres. Leur
difpofition eft telle; qu'elles permettent
bien à la lymphe de couler vers les vénes ; mais elles l'empêchent de retour-
ner en arriére, & de couler vers les parties d'où fortent les vaifleaux lymphatiques.

D'où nous pouvons fûrement conclure, que la lymphe ne vient point
des vénes, mais des parties d'où les
vaifleaux lymphatiques tirent leur origine. Ce qui s'accorde parfaitement
avec l'expérience ; car fi l'on ferre avec
un filet quelque vaifleau lymphatique,

la

la lymphe abonde tellement entre la ligature & la partie d'où vient le vaisseau, qu'il s'enfle prodigieusement ; & il se vuide si bien entre la ligature & les vénes où il se va rendre, qu'il en devient invisible. D'où il suit que l'usage des vaisseaux lymphatiques est de porter dans les vénes la lymphe qu'ils ont reçûë de toutes les parties du corps animé.

On n'a découvert jusques ici aucun vaisseau, qui aportât quelque chose aux parties du corps animé, sinon des artéres & des nerfs. Les artéres aportent du sang & les nerfs des esprits animaux. Il faut donc que la lymphe vienc des artéres tant seulement, ou des nerfs tous seuls, ou des artéres & des nerfs tout ensemble. Il n'y a point d'apparence qu'elle vienne des artéres tant seulement, parce que si l'on coupe les nerfs qui vont à une partie, il n'en découle pas tant de lymphe dans le commencement ; & diminuant peu à peu, enfin elle cesse entiérement. Elle ne vient pas aussi des nerfs tous seuls, puis que si
l'on

l'on lie les artéres, qui portent le sang
dans une partie, elle cesse peu à peu
à fournir de la lymphe. Il faut donc
que la lymphe viene, en partie des artéres & en partie de nerfs; & par consé-
quent elle doit être composée d'une partie du sang artériel & des esprits animaux.

Les parties lymphatiques, qui viennent du sang en sortent de la même façon, que les particules des liqueurs
qui coulent des glandes. Car comme
celles-ci sortent du sang en s'engageant
dans certains pores des artéres, de même les parties lymphatiques trouvant
dans les artéres de petis trous par où elles peuvent passer, s'y engagent. Mais
parce qu'elles sont suivies par d'autres,
qui les poussent, elles en sortent & se
répandent entre les fibres des parties,
d'où sortent les vaisseaux lymphatiques.

Celles qui vienent des nerfs n'en
sortent pas par cét artifice. Les nerfs in-
serent leurs filamens dans les fibres tendineuses d'une partie, & versent des
esprits animaux dans leur cavité. Les

fibres

fibres ont des pores par où ils s'échapent,
& se mêlent avec ce qui découle des artéres, pour composer la lymphe par leur
mélange.

Puis que nous avons établi dans le
traité des nerfs, que les esprits animaux ne
sont qu'un alkali sulphureux, nous pouvons bien penser que la lymphe n'est
qu'un composé de soufres volatils, d'alkalis volatils, & d'un peu de phlegme. Les soufres volatils & les alkalis
volatils sont les esprits animaux, qui entrent dans sa composition, & le phlegme avec les soufres fixes sont celles de
ses parties qui sortent du sang par les pores des artéres.

Une expérience, qui réüssit toûjours,
confirme ce sentiment. C'est que si l'on
recüeille de la lymphe dans une cüeilliére
d'argent, & qu'on place la cüeilliére sur
le feu, aussi-tôt qu'elle commence à
s'échaufer il sort de la lymphe une petite
vapeur, & en suite elle se durcit comme
le blanc d'un œuf, qu'on fait cuire.

Je dis que cette expérience confirme,
que la lymphe n'est qu'un composé de
beau-

beaucoup de foufre fixe, de peu de volatil, de peu de phlegme, & de beaucoup d'alkali volatil. Car la lymphe fe trouve fluide, pendant que les alkalis volatils tiennent fes foufres en diffolution; & elle fe durcit comme le blanc d'un œuf, d'abord que le feu les a réduits en exhalaifon. Parce qu'alors les foufres fixes fe trouvans tout feuls embarraffent tellement leurs branches les unes avec les autres, qu'elles ne fçauroient fe mouvoir de la maniere qu'il faut pour compofer une liqueur. Quant au foufre volatil & au phlegme on ne fçauroit nier qu'il n'y en ait dans la lymphe, parce que les efprits animaux, qui en compofent une partie, en font faits, & que les vapeurs qui fortent de la lymphe qu'on met fur le feu, reffemblent affez bien à des vapeurs d'eau.

Nous concliïons de ceci, que l'ufage de la lymphe eft de nourrir les parties, entre les fibres defquelles elle coule. Comme il paroîtra affez clairement aprez ce que nous allons dire de la nutrition.

C'eft

C'eſt une verité fort connûë aujour-
d'hui, que pluſieurs parties de nos corps
s'en ſéparent & s'exhalent. Et parce que
ces parties ſortent par les pores de la
peau, comme ſi c'étoit un vent très-ſub-
til, on nomme ce flux *la tranſpiration*.

Les parties qui ſortent de nos corps
par la tranſpiration ſont ordinairement
des ſels, diſſous dans des phlegmes,
avec leſquels il y quelques ſoufres mêlés. Elles ſe ſéparent du ſang par le
moyen d'un nombre infini de petites
glandes, qui ſe trouvent placées ſous la
peau, & dont les canaux excrétoires vienent aboutir aux petis trous, qui ſont à la
ſuperficie du corps, & que nous appelons les *pores*.

Ces glandes, que nous nommerons
ſubcutanées, reçoivent des artéres, envoyent des vénes, & ont quelques filamens de nerfs. Si bien que jugeant
d'elles comme des autres, nous pouvons
bien penſer que leur uſage eſt, de ſéparer
de la maſſe du ſang les parties ſalines, qui
s'y ſont formées par la jonction des acides & des alkalis. Ce qui nous fait con-

clure

clure que les parties, qui s'en vont par la transpiration, sont des parties des humeurs du corps animé, & non point des particules de ses parties solides.

Les acides qui se mêlent avec les humeurs n'en sortent pas seulement lors qu'ils se sont joints aux alkalis, ils en sortent aussi lors qu'ils se joignent aux soufres. L'Autheur de l'œconomie animale a mis un nombre considerable de glandes dans les membranes, qui couvrent les feüilles osseuses du nez, qui sont propres à séparer du sang les soufres unis avec les acides. C'est pourquoi il coule des narines une liqueur gluante & blanchâtre.

Nous voyons par là de quelle façon se consument les alkalis, les soufres, & les phlegmes de nos humeurs. Ce qui nous fait penser qu'elles se consumeroient bien-tôt entiérement, si elles n'étoient reparées. Et c'est cette reparation des humeurs qu'on nomme *la nutrition*.

Un corps animé n'est jamais mieux nourri que lors que toutes ses parties sont

pleine

pleines d'humeurs, qui circulent ou qui font dans le mouvement. Et parce que c'est la lymphe, qui coule entre les fibres des parties solides, & qui en remplit les interstices, c'est aussi elle, qui est cette humeur dont l'abondance fait la nourriture.

Si nous sommes convaincus par experience que les alimens nous nourrissent, & qu'ils réparent la perte que les humeurs souffrent tous les jours, il faut qu'ils se changent en lymphe. On pourra voir dans les traités qui suivent, de quelle façon toutes les parties par où ils passent, & toutes les humeurs avec lesquelles ils se mêlent, concourent à ce changement.

DISCOURS HUITIEME.

De la Bouche.

Tout le monde sçait que la bouche est cette cavité que tous les animaux ont à la tête, & par où les alimens entrent dans leur corps. On y considére quatre choses principales, qui sont les dents,

dents, le palais, la salive, & la langue.

Mais avant que d'entrer dans l'examen de ces choses il ne sera peut-être pas inutile de faire remarquer, que la bouche est faite par la mâchoire supérieure & par la mâchoire inférieure. La plûpart des animaux ouvrent la bouche en abaissant la mâchoire inférieure, & ils la ferment en la soûlevant. Le contraire s'observe dans les crocodiles, les serpens, & les lézards.

Les bords des mâchoires sont percés de plusieurs trous assez profonds. Ils reçoivent dans leurs cavités les racines de ces petis os plus polis, plus blancs, & plus durs, que les autres, qui garnissent l'entrée de la bouche comme une palissade, & qu'on appelle les *dents*.

La partie des dents qui entre dans les trous des mâchoires, se nomme leur *racine*, & celle qui sort dehors, s'appelle principalement la *dent*. Les racines sont ordinairement beaucoup plus longues que les dents mêmes. Ce qui est cause qu'elles tiennent ferme à la mâchoire.

D 7

Quel-

Quelques-unes ont leurs racines à trois pointes, quelques autres les ont à deux, il s'en trouve aussi plusieurs, qui n'en ont qu'une. Lors qu'on casse les dents avec un marteau, on trouve dans leurs corps une cavité vuide, elle s'étend même dans leur racine.

Les dents ne tiennent pas seulement aux mâchoires par leurs racines, mais elles y sont encore attachées par une chair dure & ferme, qui en couvre les bords; & dont les fibres s'étendent de l'un des bouts des mâchoires jusques à l'autre. Cette chair s'appelle la *gencive*.

Au reste les dents sont de trois sortes. Celles qui sont placées à l'entrée de la bouche ont le corps large & leurs extrêmités faites en tranchant. On les a nommées *les dents incisives*. Les autres, qui sont plus avant au dedans de la bouche, & que les jouës couvrent, ont le corps épais, fort & large, & leurs extrêmités plattes & inégales ; ce qui les rend propres à briser & à écraser. C'est pourquoi on les a appellées *les dents molaires* ou mâchelliéres, ou bien aussi les *marteaux*.

teaux. Et il s'en trouve encore de très-
fortes, qui ont l'extrêmité faite en pointe. Et qui font très-propres à tenir ferme
quelque chofe. Il y en a toûjours une placée de châque côté, entre les incifives &
les molaires. On a nommé cette for-
te de dents, les dents *canines,* ou les dents
Oeüilléres, parce qu'elles reçoivent une
branche de nerf de ceux qui font mouvoir les yeux.

Le nombre des dents n'eft pas toûjours le méme. Il fe trouve des hommes qui en ont 14. à châque mâchoire,
il s'en trouve aufſi, qui en ont 15. &
qui en ont 16. Ordinairement on conte
4. incifives, deux canines & huit molaires,
tant à la mâchoire fupérieure, qu'à la
mâchoire inférieure.

De tout ceci nous pouvons conclure
que les dents fervent à la maftication des
alimens. Les incifives les coupent en
petis morceaux, & les molaires les bri-
fent & les broyent en piéces très-déliées,
afin qu'ils puiffent paffer outre, & les
canines les mettent en piéces, lors que
les incifives ne font pas affez fortes pour
cét effet. Le

Le palais eft cette partie de la bouche,
qui en fait la voûte, & qui s'étend depuis les dents de la mâchoire fupérieure
jufques au fonds de la bouche. La fuperficie en eft inégale, & fa partie antérieure coupée en petis fillons affez é-
trois, placés les uns auprès des autres, depuis les dents incifives jufques au milieu
de la bouche. Et fa partie poftérieure a
la fuperficie paffablement unie.

Il eft garni en dehors d'une tunique
fort déliée, fous laquelle il y en a une
autre plus épaiffe & plus forte. Lors
qu'on la léve on découvre un nombre
prefque infini de petites glandes. Ce font
elles, qui étant faites comme des grap-
pes de raifins compofent le corps des
fillons du palais. Leurs vaiffeaux excrétoires percent la membrane qui couvre
les fillons, & verfent dans la bouche
une liqueur affez claire & qui eft un peu
vifqueufe. La partie poftérieure du palais, dont la fuperficie eft unie, a fous
fes membranes de petites glandes de la
groffeur des grains de millet. Elles dif-
férent de celles, qui font les fillons de la
partie

partie antérieure, en ce qu'elles ne sont
pas rangées autour de leurs vaisseaux excrétoires comme des grains de raisins
autour du tronc de la grappe. Mais elles
percent les membranes du palais par autant de vaisseaux excrétoires qu'il y a de
glandes. Toutes ces glandes du palais reçoivent des artéres des carotides, envoyent des vénes aux jugulaires externes, &
reçoivent des filets de nerfs de la 7. paire.

On trouve au fonds du palais trois
corps remarquables. A sçavoir deux
glandes, dont il y en a une de châque
côté. On les nomme les *amygdales*, & entre ces glandes un petit morceau de chair,
de figure conique, qu'on nomme la *luette*.

Les amygdales sont des glandes vesiculaires de couleur jaunâtre. Quoi
qu'elles paroissent deux en nombre,
elles ne sont pourtant qu'une seule,
dont le milieu est caché par la membrane du palais, & les extrémités paroif-
sent comme deux petis lobes. Cette
partie moyenne qui fait la communication des deux lobes, est plus é-
troite & plus déliée tout ensemble,

que

que ne font les deux bouts de cette glande.

Châque lobe a un finus ou une cavité, qui fe trouve divifée en plufieurs chambres, les vaiffeaux excrétoires de ces petites veficules s'y vont rendre, & y verfent une humeur glutete & blanchâtre qui ne reffemble point mal à de la morve. Elles reçoivent des artéres des vertébrales, elles envoyent des vénes aux jugulaires, & leurs nerfs viennent de la troifiéme, de la quatriéme & de la 5. paire.

Pour la lüette ce n'eft qu'un petit fac de la membrane du palais. Elle pend entre les deux lobes, qui font les amygdales. Ce fac fe trouve plein d'un nombre infini de petites glandes veficulaires, qui font de la couleur de la chair à caufe de grande quantité d'artéres, qu'elles reçoivent des vertébrales & des carotides, & du grand nombre de vénes qu'elles envoyent aux jugulaires. Leurs vaiffeaux excrétoires percent de tous côtés fa membrane extérieure, & l'arrofent d'une liqueur tranfparente & un peu vifqueufe.　　　　　　La

La bouche n'est pas arrosée seulement de la liqueur qu'y versent les glandes du palais & de la lüette, il y a encore quatre grands ruisseaux, qui s'y viennent rendre. Ils se déchargent d'une eau douce, & transparente, dans laquelle on remarque quelque viscosité. On nomme cette liqueur *la salive*.

On trouve au dedans de la bouche deux petis trous, l'un à droite & l'autre à gauche. Ils percent les jöües vers les dents molaires. Et parce qu'on les trouve toûjours moüillés, on ne doute point qu'ils ne soient l'embouchûre de deux ruisseaux de salive.

En effet, si l'on y introduit un stilet on voit qu'il passe sans difficulté dans un petit tuyau membraneux, qui s'étend le long des joües, & se fourche en plusieurs petis ramaux lors qu'il approche du bas de l'oreille. Ce canal se trouve toûjours plein de salive, & les petites branches, qui sont à son origine, se vont perdre dans un amas de glandes vasculaires. Ces glandes sont placées autour de la partie intérieure de l'oreille ;

on

on les nomme *parotides*. Si bien que
les petis canaux excrétoires, qui sortent
de châque glande venant à s'anastomoser
avec d'autres, composent des canaux un
peu plus gros. Ces canaux un peu plus
gros venans à se joindre composent un
canal, qui s'aggrandit à mesure qu'il approche de la bouche, où il verse la salive que les parotides ont séparée du
sang.

Au reste les parotides reçoivent leurs
artéres des carotides & envoyent des vénes aux jugulaires externes, on y trouve
plusieurs branches de nerfs, qui viennent de la portion dure de la septiéme
paire.

L'embouchûre des deux autres ruisseaux, qui déchargent la salive dans la bouche, se remarque sous la pointe de la langue vers les dents incisives. Ils sont si petis qu'on n'y peut introduire qu'une soye
de porc. Ils paroissent au bout de deux
papilles charnuës, qui leur servent de petis sphincters. Ils s'étendent le long de la
langue, & lors qu'ils approchent de sa racine, ils se fourchent en plusieurs branches
qui

qui se vont perdre dans un amas de glandes, qu'on appelle les glandes *maxillaires*.

Elles sont placées au dedans de la mâchoire inférieure, & elles s'étendent de la
racine de la langue jusques au menton.
La partie de cette glande conglomérée
qui approche le plus des parotides est plus
grosse & plus rouge que les autres. A mesure qu'elle avance vers le menton elle se
diminuë, si bien qu'elle devient peu à peu
plus étroite & plus déliée. On remarque vers son milieu un petit détroit qui
attache sa partie antérieure à la postérieure. Et ensuite après avoir grossi
fort considérablement elle s'étend jusques au menton sous la figure d'un coin.

Toutes les glandes qui la composent ne
sont qu'un entortillement de vaisseaux,
qui s'anastomosent les uns avec les autres
pour faire par leur concours deux canaux
considérables. Ces canaux s'étendent
de part & d'autre à côté de la langue &
vont aboutir aux deux papilles attachées
à la gencive, vers les dents incisives, au
dedans de la bouche.

Les glandes maxillaires reçoivent
leurs

leurs artéres des carotides , elles envoyent des vénes aux jugulaires, leurs
nerfs viennent principalement de la troisiéme, de la quatriéme & de la septiéme
paire. Elles séparent du sang la salive,
& les canaux, dont on vient de parler, la
versent dans la bouche.

Outre les quatre ruisseaux de salive,
on en remarque encore plusieurs petis
ruisselets, qui sont au dedans de la lé-
vre inférieure, & le long de la gencive
au dedans de la bouche. Elle vient de
quelques glandes, qui se trouvent engagées entre les fibres charnuës de ces
parties , & dont les canaux excrétoires
versent dans la bouche la liqueur qu'elles
ont séparée du sang.

Le peu de viscosité qui se remarque
dans la salive nous fait penser qu'elle
est composée de quelques soufres, de
quelques acides , & de beaucoup de
phlegmes, avec lesquels il y a quelques
sels. Elle se mêle avec les alimens dans
la bouche , & facilite la mastication en
les détrempant. Elle les rend méme
plus fluides & par consequent plus pro-

pres à paſſer par les conduis, qui les doivent mener ailleurs. On peut dire encore que par ſes acides & ſes ſels elle en ouvre les petites parties, & fait le commencement d'une diſſolution. Les ſoufres enveloppent ſes acides par une merveilleuſe précaution de l'Autheur de l'œconomie animale, afin qu'ils ne rongeaſſent pas les parties, qui doivent être arroſées de ſalive.

La neceſſité du mélange de la ſalive avec les alimens paroît, de ce que tout concourt à le faire. Les alimens preſſent le palais & par conſequent obligent la ſalive que contiennent ſes glandes, de couler dans la bouche, par les petis canaux excrétoires, qui percent ſa membrane. Le muſcle *crotaphite* & les *maſſéters*, preſſent en ſe reſſerrant & s'allongeant les parotides, & font couler par leurs canaux deux petis torrens de ſalive qui ſe rendent à droite & à gauche dans la bouche. Le *digaſtrique* agite par ſa contraction & par ſa dilatation les glandes maxillaires, & en exprime la ſalive, qui coule par leurs canaux excré-

toires

toires comme deux petis ruiffeaux, qui
fe viennent décharger dans la bouche.
Et comme dans le tems de la maftication
toutes ces parties jouënt de la maniére
que nous venons de dire, il faut avouër
que ce mélange de falive avec les alimens eft très-néceffaire.

Enfin il faut examiner la langue, qui
eft un morceau de chair, à peu-près de
figure conique. Sa bafe eft attachée au
fonds de la bouche à un petit os, qu'on
nomme *l'os hyoïde.* Et depuis fa bafe
jufques au milieu elle eft attachée par fa
partie inférieure aux mufcles, qui rempliffent la cavité de la mâchoire inférieure. Si bien que la pointe eft libre
& n'adhére à aucune partie.

Sous la partie libre de la langue, il y
a une petite raye faite de fibres tendineufes, qui s'étend depuis un bout jufques à
l'endroit où la langue ceffe d'adhérer
aux parties, qui rempliffent la cavité de
la mâchoire inférieure. On nomme
cette petite raye le *frein.*

L'os hyoïde eft placé au fonds de la
bouche, à la bafe de la langue. Il a la
figure

figure d'une fourche fort ouverte , dont
les bras font adhérens à un affemblage
de cartilages , qu'on nomme *le larinx.*
Il eft compofé de plufieurs offelets , qui
font joints par des nœuds cartilagineux.
Quelquefois il n'y en a que trois , &
d'autres fois on en conte jufques à tréze ,
fçavoir fix à châque bras. Pour l'os du
milieu , qui eft celui auquel la langue fe
trouve attachée , il eft gros en comparaifon des autres , qui font fort déliés.
Il eft auffi un peu large, boffu du côté
de la langue & cave du côté du larinx.
Dans fa partie boffuë il a deux petites ap-
pendices qui font ordinairement cartila-
gineufes. On les nomme les *cornes* de
l'os hyoïde.

Il a cinq paires de mufcles qui le font
mouvoir avec la langue. La premiére
eft le *geniboïdien*, qui tire fon origine du
dedans du menton & fe vient rendre à la
bafe de l'os hyoïde. Ces mufcles fervent par le racourciffement de leurs fibres à l'élever. La feconde eft le *fter-
noboïdien*. Elle vient du haut du *fter-
num*, monte le long de la trachée arté-

E   re ,

rey, & s'attache à la base de l'os hyoïde.
Cette paire de muscles le tire en bas.
La troisième est le *Milohyoïdien*. Elle
naît du dedans de la mâchoire inférieure
vers les marteaux, & s'insére à la base
de l'os hyoïde, qu'il tire en haut en le
prenant par les côtés. La quatriéme
paire est le *coracohyoïdien*. Elle part
de l'apophyse coracoïde de l'omoplate.
Ceux-ci ont deux ventres, & s'insérent aux cornes de l'os hyoïde, qu'ils
tirent en bas, en le prenant par les côtés. La 5. est le *stilo cératohyoïdien.*
Elle naît de l'apophyse stiloïde & s'in-
fére aux cornes de l'os hyoïde, les
muscles le remettent dans sa situation
ordinaire, lors qu'il a été mû par des
autres. Ils sont percés pour donner
passage au digastrique.

Quant à la langue elle est couverte
d'une membrane extérieure, qu'on peut
prendre pour la cuticule. On trouve
au dessous une substance, qui paroît
visqueuse. Elle est médiocrement é-
paisse, blanche du côté qu'elle touche
cette membrane extérieure, & noire
de

de l'autre. On l'appelle le *corps réticulai-re*. Ce corps réticulaire est percé comme un crible, & il sort de châcun de ses trous de petis corps coniques, d'une substance assez dure. Ils paroissent d'une maniére toute extraordinaire sur la langue des chats;ils y ont beaucoup de longueur, & sont recourbés du côté de la pointe de la langue, comme tout autant de petites cornes. On les remarque aussi sur la langue des bœufs, & d'autres animaux de cette grosseur. Quand on arrache ces petis corps coniques ils laissent des trous considerables dans le corps réticulaire, & leurs enveloppes restent dans la tunique extérieure de la langue.

Sous le corps réticulaire il y a une tunique tissuë de fibres tendineuses & des filamens des nerfs de la 5. & 9. paire, sur laquelle paroît une quantité prodigieuse de petites papilles nerveuses. Châque papille est couverte d'un de ces corps coniques, dont on vient de parler. Elles pénétrent le corps réticulaire & se viennent terminer à la superficie de la langue.
Sur

Sur la langue des hommes il n'y a point de ces corps coniques, qu'on remarque principalement sur celle des animaux à quatre pieds. Mais les papilles passent jusques à la tunique extérieure de la langue, qu'elles relévent en bosse, & rendent par là sa superficie fort inégale.

On conte trois sortes de papilles tant sur la langue des hommes, que sur celles des bœufs, &c. Les premiéres sont faites comme les cornes des limaçons, elles ont en haut une petite tête ronde. Elles sont en petit nombre, quelques-unes sont placées aux côtés de la pointe de la langue, il n'y en a point au dessus, & on en trouve beaucoup à côté de sa base. Les secondes se divisent en petites fibres, qui se vont perdre dans les bosses de la tunique extérieure de la langue, & elles sont placées sur sa partie supérieure. Et les troisiémes sont coniques, & on les trouve placées péle-méle avec les autres. Elles naissent toutes du corps papillaire, elles percent le corps réticulaire, & se viennent bent rendre à la membrane extérieure de la langue, qu'elles relévent en bosse dans les hommes, & où elles rencontrent les racines des corps coniques dans les bœufs & les autres animaux qui en ont.

Enfin la langue a cinq ordres de fibres par lesquelles elle fait tous ses mouvemens, outre ceux qui se font par les muscles de l'os hyoïde. Le premier est de celles, qui s'étendent en ligne droite depuis sa base jusques à sa pointe en passant par le milieu de son corps. Elles servent par leur racourcissement, à retirer sa pointe vers la base. Le second est de celles qui passant dès sa base jusques à sa pointe garnissent ses deux côtés. Elles meuvent la langue à droite & à gauche, par leur racourcissement. Le troisiéme est de celles, qui passant d'un côté à l'autre s'entrelassent avec les premiéres, & les coupent à angles droits. Lors qu'elles se racourcissent elles arrondissent la langue; il en paroît beaucoup plus vers la pointe qu'ailleurs. Le quatriéme est de celles, qui sortant de sa

E 3   base

base embraffent une partie de la langue.
Elles s'entrelaffent avec les fibres du premier & du troifiéme ordre en les coupant obliquement. L'effet que produit leur racourciffement eft , qu'elles
retirent la langue en arriére fans la racourcir confidérablement. Et le cinquiéme eft une poignée de fibres qui
tirent leur origine du menton & qui s'in-
férent à la partie inférieure de la langue,
elles montent même bien avant dans
fon corps. Lors qu'elles fe racourciffent elles tirent la langue hors de la
bouche.

Vers la bafe de la langue on remarque
plufieurs petites glandes fituées entre
fes fibres. Elles ont des canaux excrétoires , qui rendent de la falive dans
la bouche , & dont les orifices paroiffent
en plufieurs endroits de fa fuperficie.
Outre celles-là on en a remarqué encore
quelques autres , fituées aux côtés
de la langue, on les nomme *fublingua-
les*. Elles jettent plufieurs canaux excrétoires , dont les orifices paroiffent
fur les gencives vers les marteaux. Il
en

en découle comme des autres une liqueur claire, transparente & un peu
visqueuse.

Les fibres de la langue nous montrent que son usage est de remuer les
alimens dans la bouche, & de les faire
passer par ces différens mouvemens,
tantôt sous les marteaux, pour être
divisés & broyés. Et comme par tous
ces mouvemens elle frappe le palais,
agite les glandes maxillaires, & que ses
propres glandes sont comprimées de
tems en tems, elle oblige toutes ses
glandes à verser une quantité considérable de salive dans la bouche. Si bien
qu'elle est un grand instrument de la mastication. Et enfin lors qu'elle est reti-
rée en arriére & haussée en même tems
par les muscles de l'os hyoïde, elle
pousse les alimens dans un conduit appe-
lé l'*œsophage* & continué à la cavité de la
bouche, & sert par ce moyen à la dé-
glutition.

DISCOURS NEUVIEME.

De l'Oesophage.

Lors qu'on suit les alimens, on trouve qu'ils s'en vont de la bouche dans un conduit, qui s'étend le long du col & de la poitrine, perce le diaphragme & s'insére dans l'estomach. On le nomme l'œsophage.

Il est bien vrai qu'ils passent par dessus un cartilage, qui couvre l'orifice d'un tuyau, qui entre dans la poitrine. Ce cartilage est ordinairement levé, & les alimens le baissent dans le tems qu'ils sont poussez par la langue dans l'œsophage. On l'appelle *Epiglotte.* Mais parce que les alimens ne font que passer par dessus sans s'y arrêter, & qu'il n'a aucun usage à leur égard, nous ne nous y arrêterons pas aussi. On se reserve d'en parler dans un autre endroit.

Après l'Epiglotte paroît l'orifice de l'œsophage, qu'on nomme le *pharinx.* Il se trouve ordinairement fermé, & il ne s'ouvre point que pour donner passage

fage à ce qui eſt pouſſé par la langue vers
ce côté , ou pour laiſſer ſortir ce qui
eſt chaſſé de l'eſtomach vers la bouche.

Il s'ouvre & il ſe ferme ſelon la né-
ceſſité, par le moyen de ſept muſcles. Le
premier ſe nomme *Oeſophagien*. Il eſt fortement attaché aux deux côtés du cartilage ſentiforme , & il enveloppe l'œſophage par ſon circuit. Son uſage eſt
de fermer l'entrée de l'œſophage.

Les autres ſont doubles. Les premiers s'appellent *ſphænopharingiens*. Ils
tirent leur origine du dedans des apophy-
ſes aigües de l'os ſphænoïde , & .s'inſérent obliquement aux côtés du pharinx , qu'ils ouvrent en le tirant en
haut.

Les ſeconds ſont les *ſtilopharingiens*.
Ils naiſſent de l'extrêmité des apo-
phyſes ſtiloïdes des os des temples , &
s'inſérent aux côtés du pharinx , qu'ils
dilatent , en tirant ſes côtés à droite
& à gauche.

Les troiſiémes ſont les *cephalopharin-*
giens. Ils tirent leur origine de l'articu-
lation de la téte avec la premiére verté-

E 5   bre,

bre, & viennent répandre leurs fibres dans la subſtance du pharinx, qu'ils reſſerrent par le racourciſſement de leurs fibres.

Au reſte l'œſophage s'étend en droite ligne depuis le pharinx juſques au ventricule. Il eſt compoſé de trois tuniques, qu'on peut nommer la tunique intérieure, la tunique moyenne, & la tunique extérieure. L'intérieure n'eſt compoſée que de fibres tendineuſes diverſement entrelaſſées. La moyenne eſt faite de fibres charnuës, dont on conte deux ordres, ſoit dans les hommes ſoit dans les autres animaux. Dans les hommes les fibres du premier ordre s'étendent en long depuis le pharinx juſques à l'eſtomach, ce qui eſt cauſe qu'on les nomme les fibres *longitudinales*; & celles du ſecond ordre ſont comme tout autant de petis cercles, qui enveloppent l'œſophage, ſur leſquels ſont couchées les longitudinales. On les appelle *circulaires*. Dans les animaux, qui mangent la tête baiſſée, elles ont un autre cours. Les deux ordres de fibres s'en vont ſpiralement autour de l'œſophage.

Et

Et d'autant que les unes vont de droite à gauche pendant que les autres paſſent de gauche à droite, elles paſſent les unes par deſſus les autres en divers endroits. Il y a quelque choſe de ſingulier dans ce paſſage, c'eſt que les fibres qui paſſent à un endroit par deſſus les autres, prennent le deſſous à la premiére rencontre, à la ſeconde elles reprennent le deſſus, & enfin elles paſſent encore deſſous. La tunique extérieure eſt compoſée de fibres tendineuſes plus ſubtiles & plus déliées que celles de la tunique intérieure.

La tunique intérieure & l'extérieure ſervent de tendons à la moyenne Deſorte que nous pouvons conſidérer l'œſophage comme un muſcle dont la tunique intérieure eſt la tête, la moyenne le ventre, & l'extérieure la queuë. Si bien que dans les hommes l'œſophage ſe racourcit, par le gonflement des fibres longuitudinales, & il ſe reſſerre par le racourciſſement des circulaires. On appelle ce racourciſſement & cette contraction de l'œſophage ſon *mouvement périſtaltique*.

Dan

Dans les bêtes le racourciſſement &
la contraction de l'œſophage eſt bien
plus grande que dans l'homme, à cauſe
que les fibres muſculeuſes décendent ſpiralement & à contre ſens. Car lors
qu'elles ſe gonflent & qu'elles ſe racour-
ciſſent par conſéquent, en rendant l'œ-
ſophage plus court elles en rendent la cavité fort petite, parce qu'elles le tordent par leur action.

Ce mouvement périſtaltique ſe fait
afin que ce qui a une fois paſſé le pharinx
ne reſte point dans la cavité de l'œſophage. Deſorte que nous pouvons bien aſſûrer que l'œſophage eſt fabriqué de
cette façon, pour pouſſer par ſon mouvement périſtaltique les alimens juſques
dans l'eſtomach.

Dans les bêtes le mouvement périſtaltique de l'œſophage reſſerre bien plus
ſa cavité que dans les hommes, parce
qu'elles mangent ordinairement la tête
baiſſée. C'eſt pourquoi il faut plus de
force pour faire monter les alimens par
l'œſophage, pour aller au ventricule.

Enfin ce mouvement périſtaltique
s'appelle

s'appelle *vermiculaire*, parce qu'à la façon des vers l'œsophage se meut en s'é-
tréciſſant & ſe racourciſſant dans un endroit, & s'enflant dans l'autre, ce qui
continuë en paſſant dès l'un de ſes bouts
juſques à l'autre par ondulation. La cauſe en pourroit bien être que les filamens
des nerfs entrent obliquement dans les
fibres tendineuſes des tuniques. Car
auſſi-tôt que les eſprits animaux ſeroient
entrés dans une fibre ils ſerreroient en la
gonflant le bout du filament nerveux
d'où ils ſeroient venus. Et fermant ainſi
la porte aux autres, ils empêcheroient
qu'il n'en découlât davantage, juſques à
ce que les fibres fuſſent remiſes dans leur
premier état par la force de leur reſſort.
Et d'autant que les fibres longitudinales
ſont toutes d'une piéce, & que les circulaires communiquent toutes enſemble
par de petis filamens tendineux, les
eſprits animaux paſſant plus avant dans
les longitudinales,& coulant dans les circulaires voiſines y feroient l'effet qu'ils
auroient produit dans les autres. Si bien
que continüant à couler ainſi dès l'un des

bouts

bouts de l'œſophage à l'autre, ils pro-
duiroient un mouvement vermiculaire,
ou d'ondulation, par lequel un endroit
devient plus étroit & plus court, puis ſe
remet dans ſon premier état, pendant
que cét étréciſſement & ce racourciſſement paſſent plus bas, & ainſi de ſuite.

DISCOURS DIXIEME.

De l'Eſtomach & de la chyliſi-
cation.

L'œſophage s'inſére dans une eſpéce
de ſac compoſé à peu près comme
une cornemuſe, & à qui on a donné le
nom d'eſtomach. Il eſt court & percé à
ſes deux bouts. L'endroit, où l'œſophage le perce, ſe trouve du côté gauche, on le nomme l'orifice ſupérieur de
l'eſtomach; & l'autre endroit où il ſe
trouve percé, qui eſt à droite, s'appelle
le pylore.

La tunique intérieure de l'œſophage
tapiſſe en dedans tout autour de l'orifice
ſupérieur un eſpace de trois travers de
doits.   On

On trouve que l'estomach est composé de trois tuniques. L'intérieure &
l'extérieure sont tissuës de fibres tendineuses, & la moyenne est faite de fibres
charnuës. Tout l'entre-deux de la tunique intérieure & de la moyenne est
garni de petites glandes vesiculaires.
Leurs canaux excrétoires percent la tunique intérieure & forment dans sa cavité un petit duvet, qui est cause qu'on
l'appelle la *tunique veloutée*.

Lors qu'on examine la composition
de la tunique moyenne on y trouve ordinairement trois ordres de fibres dans les
bêtes, & deux dans les hommes. Le
premier n'est que la continüation des fibres longitudinales de l'œsophage, qui
s'étendent depuis l'orifice superieur de
l'estomach, jusques au pylore. Et l'autre n'est que la continüation des fibres
circulaires de l'œsophage, qui sont cou-
pées par les longitudinales à angles
droits. Voilà comme elles sont dans les
hommes. Dans les chiens, les chats,
&c. outre ces deux ordres de fibres longitudinales & circulaires il y a deux poignées

gnées de fibres extrêmement ferrées, qui
s'étendent à droite & à gauche fur le
haut de l'eſtomach, dépuis ſon orifice
ſupérieur juſques au pylore. Elles ne
ſont que les fibres ſpirales de l'œſophage, qui ſe ſéparent en deux poignées à
l'orifice ſupérieur, & s'écartant l'une de
l'autre s'étendent le long du haut de l'e-
ſtomach & ſe viennent réünir au pylore.

Tous ces différens arrangemens de fibres n'ont été faits que pour produire un
mouvement périſtaltique dans l'eſtomach. C'eſt par le moyen de ce mouvement que les alimens, qui ſont entrés
dans l'eſtomach par ſon orifice ſupérieur,
ſont obligés d'en ſortir par le pylore.

Au reſte l'eſtomach reçoit des artéres
de la cœliaque ; il envoye des vénes à la
ſplenique & à la véne porte, la paire
vague lui fournit deux branches de nerfs
aſſez conſidérables, & pluſieurs filamens
nerveux s'y viennent rendre du *plexu*
meſentérique ; & enfin il donne origine
à quelques vaiſſeaux lymphatiques, qui
ſe rendent dans le réſervoir du chyle.

On n'auroit rien à dire davantage ſur
l'eſto-

l'eſtomach, ſi l'on ne remarquoit pas
que les alimens y contractent un changement très-conſiderable pendant le ſé-
jour qu'ils y font. En effet on obſerve
qu'ils y deviennent liquides, & d'une couleur blancbâtre. On appelle cette liqueur
le *chyle*, & l'action qui le produit ſe nomme la *chylification*.

Pour commencer à examiner la nature de la chylification j'obſerve qu'elle
produit la fluidité dans des alimens qui
étoient ſolides. Nous avons apris en
Phyſique que la fluidité conſiſte dans la
diviſion & dans le mouvement divers des
particules des corps fluides. Deſorte
qu'il faut que par la chylification les parties des alimens ſe détachent les unes des
autres, & qu'elles ſe meuvent diverſement.

Ce détachement ou ce dérangement
des parties des alimens ne ſe peut faire
que par le broyement ou par la fermentation. Nous ne connoiſſons rien dans
l'eſtomach qui puiſſe ſi parfaitement bro-
yer & moudre les alimens, qu'il eſt né-
ceſſaire afin qu'ils ſe changent en chyle.

H

Il faut donc juger que ce dérangement des parties des alimens se fait par la fermentation.

Nous avons remarqué dans nôtre traité des élemens du corps animé, que la fermentation ne se fait point que par le mélange de deux corps de différente nature, & qu'elle se faisoit le plus souvent par le mélange des acides & des alkalis. Cependant parce qu'il faut des alkalis pour dissoudre les soufres, qu'il faut des phlegmes pour dissoudre les sels, & qu'il faut des acides pour dissoudre les alkalis, nous ne pouvons pas assûrer que le ferment, qui fait par son mélange la dissolution des alimens dans l'estomach soit seulement un acide, un alkali, ou un phlegme; puis que par la chylification & les sels, & les souphres, & les alkalis se dissolvent.

Mais le ferment doit être composé de principes capables de faire une fermentation, qui dissolve les soufres, les alkalis, & les sels. Et puis que nous avons établi que les alkalis dissolvent les soufres, les acides, les alkalis, les
phleg-

phlegmes & les sels, nous nous trouvons
dans la necessité de conclure que le ferment de la chylification est un composé d'acide, d'alkali, & de phlegme.

Si le ferment de l'estomach est tel,
d'abord que les alimens commenceront
de se mêler avec lui, ses acides agiront
sur leurs alkalis, & par la fermentation
qu'ils exciteront avec eux, commenceront de dissoudre toute la masse des alimens. Les alkalis du ferment venant
ensuite à se placer entre les parties sulfureuses des alimens, les tiendront écar-
tées les unes des autres.

Et enfin les phlegmes après avoir dissout les sels, trouveront place entre toutes les parties des alimens, dont l'union
aura été rompuë par l'action des acides
& des alkalis.

On peut faire difficulté sur ce que
nous avons dit que le ferment de l'estomach étoit composé d'acide & d'alkali;
parce que ces deux principes ne sçauroient subsister ensemble sans faire une fermentation, qui les changeroit bien-tôt
en sel. Mais si l'on prend garde que
certains

certains acides peuvent avoir leurs angles
fort pointus , & les côtés de ces angles
fort déliés , & que les pores d'un alkali
peuvent être assez grands , pour laisser
sortir la matiére æthérée encore qu'un
angle de ces acides s'y sera fourré , on
comprendra assez aisément de quelle
maniére un acide se peut trouver mêlé
avec un alkali sans exciter de la fermentation & sans se lier avec lui. Car en
ce cas il restera des intervales assez
grands entre la concavité des pores des
alkalis & les côtés des pointes des acides , qui s'y seront placés, pour donner
passage à la matiére , qui coule dans
leurs pores. Et puis que c'est l'obstacle
que cette matiére æthérée trouve à son
passage , qui est la cause qu'elle dérange
les parties des corps, il est clair qu'elle ne
doit ici produire aucune fermentation.

Lors donc que les alimens décendent dans l'estomach ; ils pressent
par leur poids les petites glandes , qui
sont placées entre sa tunique inférieure & sa tunique moyenne. Puis qu'elles
ne sont que de petites vésicules , si-tôt
qu'elles

qu'elles font preſſées elles ſe vuident, &
perſent dans la cavité de l'eſtomach une
roſée aſſez abondante de ferment, qui
ſe méle avec ce qui s'y trouve, qui le
fermente, qui le diſſout, & le rend
liquide. Ce qui ſe trouve liquifié gagne
le deſſus, & obéïſſant au mouvement
Périſtaltique de l'eſtomach ſort par le
Pylore. Tandis que cette fermentation dure il ſort toûjours quelque choſe
de la ſorte, & lors qu'elle eſt achevée il
faut que l'animal mange, ou qu'il ſoit
expoſé à la faim, qui vient de ce que
le ferment ſe trouvant tout pur dans
l'eſtomach en picquote la tunique intérieure.

Le ferment des alimens n'en diſſout
jamais entiérement les parties, il en eſt
toûjours quelque-une qui lui échappe.
C'eſt ce qui eſt cauſe qui le chyle ne ſe
trouve point à la ſortie de l'eſtomach &
qu'il eſt mélé de pluſieurs parties inuti-
les & groſſiéres. C'eſt pourquoi la nature
a fait paſſer ce chyle par une longue fiſtu-
le de boyaux, dans leſquels il ſe méle en
divers endroits avec différentes liqueurs,
qui

qui ſervent à ſéparer ce qui eſt bon d'avec
ce qui pourroit nuire à la conſervation du
corps animé.

DISCOURS ONZIEME.

Des Inteſtins.

LE chyle en ſortant de l'eſtomach
paſſe dans un conduit contigu au
pylore, qu'on nomme les *boyaux* ou
les *inteſtins*. Ce conduit fait pluſieurs cir-
convolutions, & enfin après avoir fait
pluſieurs détours ſe va terminer au fondement.

On le diviſe en ſix parties aux quelles
on a donné différens noms. La premiére qu'on appelle l'inteſtin *duodenum*
commence au pylore, & finit à un endroit où une liqueur jaunâtre & huileuſe
ſe décharge dans la cavité des inteſtins.
Il eſt ordinairement rempli de chyle
tel qu'il ſort de l'eſtomach. La ſeconde qu'on trouve ordinairement preſque
vuide, s'appelle l'inteſtin *Jejunum*.
Il commence à la fin du *duodenum* &

finit

finit aux endroits où l'on commence à trouver des excrémens. On lui donne la longueur de dix ou douze paûmes. La troisiéme se nomme l'*Ileum*. Il commence à la fin du *jejunum* & finit à un petit bout de boyau attaché au tuyau des autres, comme un cul de sac. Jusques là les intestins sont fort délicats & leur cavité est assez petite, & c'est pour cela qu'on les appelle les *intestins grêles.* La quatriéme se nomme le *cæcum*, qui est le petit bout de boyau attaché aux autres dont nous venons de faire mention. La cinquiéme se nomme le *colum.* Il commence auprès du *cæcum*, & fait un grand circuit autour des autres boyaux. On trouve à son commencement un repli membraneux, qui est construit de telle sorte, qu'il permet facilement aux excrémens de passer de l'*Ileum* dans le *colum*, mais qui ne les laisse passer qu'avec beaucoup de difficulté du *colum* dans l'*Ileum*. La cavité du *colum* est toute distribuée par petites cellules, & il finit à l'endroit où le reste des boyaux s'en va en droiture au

fonde-

fondement. Ce reste, qui fait le sixiéme intestin s'appelle *rectum*. Le *cæcum*, le *colum*, & le *rectum* se nomment les *gros intestins*, parce que leurs tuniques sont plus fortes & plus grossiéres que celles des *intestins grêles*.

Tous les intestins sont composés de trois tuniques comme l'œsophage & l'estomach. L'intérieure est tissue de fibres tendineuses diversement entrelassées; la moyenne de deux ordres de fibres charnuës, dont les unes sont circulaires & les autres longitudinales; & l'extérieure est un tissu de fibres tendineuses. Ces tuniques servent à faire le mouvement péristaltique des intestins, de la même façon qu'il se fait dans l'œsophage & dans l'estomach. Ce mouvement vermiculaire sert à faire passer ce qui est dans les intestins jusques au fondement, pour le jetter hors du corps comme inutile.

Outre les trois tuniques dont nous venons de parler, on remarque dans la substance des intestins grêles des amas de petites glandes, qui envoyent leurs

canaux

canaux excrétoires dans la cavité des inteſtins, & y verſent une liqueur claire &
tranſparente. On en dira l'uſage en
parlant des changemens que le chyle reçoit en paſſant dans les inteſtins.

Au reſte le chyle n'eſt pas fort liquide
en ſortant de l'eſtomach. Il reſſemble
un peu à la colle qu'on fait en mettant
cuire de la farine avec de l'eau. Il eſt
même comme elle de couleur griſâtre &
il a beaucoup de viſcoſité. Mais il ne
demeure pas long tems dans cét état. Il
n'a pas plutôt paſſé le *duodenum* qu'une
liqueur jaune & extrémement amére,
qu'on appelle bile, ſe vient mêler avec
lui.

DISCOURS DOUZIEME.

De la Bile & du Foye.

Quand on cherche par la Chymie
quels ſont les élemens de la bile, on
trouve qu'elle eſt compoſée de beaucoup d'alkali fixe, de peu de volatil, de

F   peu

peu de foufre, d'encore moins de terre & de beaucoup de phlegme.

D'où l'on peut conclure que la bile venant à fe mêler avec le chyle reçoit dans fes alkalis tant fixes que volatils une partie des acides, qui tiennent fes foufres liés enfemble, & lui entretiennent par ce moyen la vifcofité qu'il a dans le *duodenum*. De forte que les foufres du chyle fe trouvent après cela plus en liberté & plus écartés les uns des autres. C'eft pourquoi ils reçoivent entre leurs parties les phlegmes de la bile, qui détrempent toute la maffe & lui donnent une plus grande fluidité.

La bile fe décharge dans la cavité des boyaux à la fin du *duodenum*, par un petit trou autour duquel on remarque un petit rebord fpongieux. Si l'on infinuë dans ce petit trou un ftilet, il paffe dans un conduit membraneux, qui s'en va jufques au foye. On trouve toûjours ce canal plein de bile. C'eft pourquoi on l'appelle le *canal cholidoque*.

L'infertion de ce canal dans les inteftins a quelque chofe d'affez fingulier. D'abord

D'abord il rampe fur la partie poftérieure du *duodenum*, & en perce après la
tunique extérieure. Enfuite il perce fa
tunique moyenne, après avoir décendu
quelque efpace entre elle & la tunique
entérieure. Et enfin après avoir fait
quelque chemin entre la tunique moyenne & l'intérieure, il perce l'intérieure
à l'endroit où nous avons remarqué le
petit trou, par où la bile coule dans les
inteftins.

L'obliquité de cette infertion fert à
faire couler la bile dans les inteftins, &
le rebord fpongieux, qui environne le
petit trou empêche que la bile ne rentre
des inteftins dans le canal *cholidoque*.
Car le rebord fpongieux eft un petit
fphincter qui tient le petit trou fermé,
quand la bile ne le tient pas ouvert en
coulant dans les boyaux. Et le mouvement périftaltique des inteftins ferre
fucceffivement, en allant vers le petit
trou, cette partie du conduit *cholidoque*,
qui rampe entre les membranes du *duodenum*; & oblige par là tout ce qu'il
y a de bile dans cette partie du canal

F 2   *choli-*

cholidoque à couler dans la cavité des boyaux.

Après avoir bien considéré tout ceci je suis le canal *cholidoque* en allant vers le foye, & je vois qu'il se fourche, & qu'une de ses branches s'en va à une vésicule placée à la partie concave du foye pendant que l'autre s'en va au foye. On nomme la branche, qui s'en va à la vésicule *le conduit cystique*, & celle qui va au foye, *le conduit hepatique*, & le tronc qui résulte de l'assemblage de tous deux, qui s'insére à la fin du *duodenum*, *le conduit commun*.

Le conduit *hepatique* entre dans le foye accompagné de deux artéres, de deux nerfs, & de la véne-porte. Tous ces vaisseaux sont enfermés dans une gaine membraneuse, qu'on appelle la *capsule de Glisson*. Aussi-tôt qu'ils sont dans le foye ils se divisent en plusieurs rameaux, & ces rameaux se divisent en d'autres, & continüent à se diviser de la sorte de telle maniére, qu'ils se répendent par toute la substance du foye.

Il faut remarquer ici que tous ces
vaisse

vaiſſeaux demeurent toûjours enfermés
dans la capſule de Gliſſon. Elle les accompagne par tout & elle en ſuit toutes les
ramifications. Si bien que par tout où
il y a un rameau d'artére , il y a une
branche de la véne-porte & une du canal
cholidoque , & le tout ſe trouve renfermé dans une branche de la capſule. Pour
les nerfs, ils ſuivent auſſi les ramifications des autres vaiſſeaux pendant quelque eſpace , & enfin ils forment une
petite rets , qui enveloppe les artéres.

On peut conclure de ceci (en paſſant)
que la véne-porte ne bat point dans le
foye,comme ſe le ſont imaginé quelques
Auteurs : mais que le battement de la
capſule , ne vient que du battement des
artéres , qui y ſont renfermées.

Tous ces vaiſſeaux ſe vont rendre
dans de petis lobes , dont l'aſſemblage
compoſe le foye. Châque lobe eſt renfermé dans une membrane fort déliée,
qui le diſtingue de tous les autres. Il ne
laiſſe pas néanmoins de leur adhérer
par de petis filets tendineux. La membrane qui enveloppe châque lobe dégé-

nére

néreen une partie de la capsule , en en-
yeloppant tous les vaisseaux , qui entrent dans le lobe. De sorte que la capsule de Glisson n'est que la continüation
& la réünion de toutes les membranes ,
qui enveloppent les petis lobes du foye.

Tous ces lobules sont composés de
petites glandes vasculaires , qui se touchent toutes. Châque glande reçoit un
rameau d'artére & de véne-porte, & il en
part un rameau du conduit *cholidoque* ,
qui n'est que la continüation du vaisseau
de la glande. Elles sont attachées à ces
petis vaisseaux comme les grains de raisins au tronc de la grappe. Il part aussi
de châque glande un rameau de véne hepatique , qui venant à se réünir composent un tronc assez gros , qui sort du foye
à la partie convéxe, & se rend dans la
véne-cave ascendante.

La véne-porte & les artéres apportent le sang aux glandes des petis lobes ,
les branches de la véne hepatique le ra-
menent dans la véne-cave , & le canal
cholidoque conduit à la fin du *duodenum*
la bile, que les glandes des petis lobes ont
séparée du sang.   Voilà

Voilà ce qu'on découvre en suivant les ramifications du conduit hepatique, suivons à present le conduit *cystique*. Je remarque premiérement qu'il est étranglé par un petit anneau fibreux à son insertion dans la vésicule. Si bien que cét anneau fibreux fait l'office d'un petit sphincter, qui serre l'entrée de la vésicule, & qui empêche que la bile, qui la remplit ordinairement, n'en sorte, à moins qu'elle n'y soit forcée. En suite je considére la vésicule du fiel. Elle a la figure d'une petite poire, & elle reçoit des artéres de la *caliaque*, qu'on nomme les *artéres cystiques*. Elle est composée de deux tuniques, entre lesquelles il y a un nombre prodigieux de petites glandes vésiculaires qui reçoivent les rameaux des artéres *cystiques*. Les canaux excrétoires de ces petites glandes percent sa tunique intérieure, & font au dedans de sa cavité un petit duvet, d'où découle une bile fort claire & fort transparente en forme de rosée. Cette bile différe de celle qui coule du conduit hepatique, en ce que celle-là est d'une cou-

F 4   leur

leur plus foncée & abonde plus en alkali
fixe, au lieu que celle-ci est plus fluide,
& a plus d'alkali volatil que l'autre.

Toute la bile, qui se trouve dans la
vésicule du fiel, ne vient pas seulement
des glandes vésiculaires situées entre ses
tuniques ; mais il en est beaucoup, qui
vient des lobules du foye, qui sont autour de la vésicule. Ils s'en déchargent
dans sa cavité par trois ou quatre canaux
cholidoques, qui s'insérent dans sa partie adhérente au foye. Entr'autres il y
en a un assez considérable qui perce les
tuniques de la vésicule du fiel, près de
l'anneau fibreux. L'embouchûre de ce
vaisseau est environnée d'un petit rebord
spongieux, qui lui sert de sphincter.

Il sort un grand nombre de vaisseaux
lymphatiques tant de la partie concave du
foye, que de la vésicule, qui se vont
rendre dans le réservoir placé sur les vertébres des lombes.

Enfin le foye a trois ligamens, qui le
tiennent dans sa situation. Le premier le
tient fortement attaché au diaphragme,
& il pénétre dans la substance du foye
jusques

jusques à la capsule de Glisson. Le second est passablement long, il tient au foye près de la vésicule du fiel, & s'en va au nombril. Le troisiéme est lâche, mais fort & large; il tire son origine de la membrane, qui enveloppe tout le foye & qui est une production du péritoine, & s'en va au cartilage *xiphoïde*.

Sa partie supérieure est convéxe & l'inférieure concave, il est divisé en trois ou quatre gros lobes, & il embrasse par sa partie inférieure une partie de l'estomach. Si bien que lors que l'estomach est rempli d'alimens, la vésicule du fiel se trouvant alors pressée, la bile en sort par le canal *cystique*, & coule en abondance dans le *duodenum*, pour dissoudre le chyle à mesure qu'il sort de l'estomach.

Nous pouvons donc conclure de tout ceci, que l'usage du foye est de séparer la bile du sang, pour perfectionner le chyle dans les intestins, en dissolvant ses soufres par ses alkalis, & le détrempant par ses phlegmes.

DISCOURS TREZIEME.

Des Changemens que le chyle reçoit dans les intestins.

Outre la bile qui se décharge dans le *duodenum*, il y a encore une autre liqueur claire & transparente comme de l'eau, qui y aborde, & qu'on appelle *le suc pancréatique*. Ce suc pancréatique est à peu près de même nature que la lymphe, c. a. qu'il est composé de soufres, de phlegmes, & d'alkalis volatils.

D'abord qu'il tombe dans les intestins il se mêle avec le chyle. S'il rencontre quelques acides dans le chyle, qui en tiennent les soufres liés, son alkali volatil s'en charge. Ce qui débarrasse les soufres des autres principes. Les soufres, qui sont dans le suc pancréatique, se fourrent entre les parties du chyle. Ils modérent la fermentation des alkalis avec les acides, & empéchent qu'elle ne se fasse avec trop de violence. Ce qui causeroit beaucoup de desordre. Et les phlegmes

ouvrent

ouvrent le paſſage aux alkalis & aux ſoufres ; & ils s'en mêlent mieux avec toutes les parties du chyle.

Il ſuit aſſez clairement de tout ceci,
que le ſuc pancréatique perfectionne le
chyle & le rend plus liquide. Il en amor-
tit les acides par ſon alkali , & il en
diſſout par le même moyen les ſoufres.

Au reſte le ſuc pancréatique vient d'un
canal , qui inſére ſon bout à la fin du *duodenum*. Dans les hommes le ſuc pancréatique & la bile entrent dans ce bo-
yeau par un même trou. Et dans la plûpart des autres animaux le canal pancréatique s'inſére dans le *jéjunum* deux travers de doits au deſſous de l'inſertion du
canal *cholidoque.* On remarque dans
cette inſertion du canal pancréatique à
peu près les mêmes circonſtances que
nous avons obſervées dans l'inſertion du
canal *cholidoque.* Autour du petit trou
d'où découle le ſuc pancréatique dans la
cavité des inteſtins, il y a un petit rebord
fibreux ; qui lui ſert de ſphincter , & qui
empêche que rien ne paſſe des inteſtins
dans le canal pancréatique.

Ce

Ce canal est fait de plusieurs autres, qui se répandent par un corps glanduleux, qu'on nomme *le pancréas*. Les glandes qui le composent sont vasculaires, d'une grosseur raisonnable. Il sort de châcune un petit canal, qui s'anastomose avec le canal pancréatique, & qui verse dans sa cavité la liqueur que la glande a séparée du sang.

Tout le pancréas est couvert d'une tunique. Il reçoit des artéres de la *cœliaque*, il envoye des vénes à la splenique, & quelques ramifications de l'intercostal s'y viennent rendre & se répandent par tout son corps.

Il est d'une si grande nécessité, pour la conservation de l'animal, que le chyle soit dépoüillé de ses acides, que l'Auteur de la nature a mis plusieurs amas de petites glandes vésiculaires, entre les tuniques des intestins grêles. Elles versent dans ces endroits une liqueur pareille au suc pancréatique. Elle achéve par son mélange avec le chyle, ce que la bile & le suc pancréatique avoient si bien commencé.

Ces

Ces petis amas de glandes font de différente groffeur. Il en eft qui contiennent plus de deux cens petites glandes,
& il y en a auffi, qui n'en ont pas trente.
Le nombre en eft divers dans divers animaux, & la fitüation en eft auffi fort différente. Quelquefois il y en a quatre,
quelquefois cinq, & quelquefois fix.
Quelquefois il y en a deux dans le *jejunum*, quelquefois il y en a trois, &
quelquefois il n'y en a qu'un. On en
trouve toûjours deux ou trois dans l'*I-
leum*.

Toutes les parties du chyle ne font
pas propres pour paffer dans de petis
canaux, qu'on nomme les *vénes lactées*.
Quelques-unes font trop groffiéres, &
ce font elles, qui compofent ce que nous
appelons les *excrémens groffiers*. Le chyle abonde en parties propres à paffer
dans les vénes lactées, après qu'il a été
préparé par la bile & le fuc pancréatique.
C'eft pourquoi fa maffe diminuë fi fort
dans l'inteftin *jejunum*; parce que fes
plus fubtiles parties en fortent, & s'en
vont dans les vénes lactées. Auffi re-

F 7   marque-

marque-t-on qu'il fort plus de vénes laɛtées du *jejunum* que de tous les autres inteftins. Sur la fin du *jejunum* quelques excrémens fe trouvent mêlés avec plufieurs parties chyleufes.   Le fuc glanduleux fe mêle avec eux , & diffout les foufres dés parties chyleufes , qui s'y trouvent. Ce qui a été ainfi préparé paffe encore dans les vénes laɛtées.   Enfuite ces excrémens paffent dans *l'Ileum* où ils reçoivent encore en divers endroits du fuc glanduleux , qui fait le même effet qu'auparavant.   Enfin , après qu'ils fe font entiérement dépoüillés de leurs parties chyleufes , ils paffent dans les inteftins groffiers.   Ils fe trouvent alors compofés des parties que le ferment de l'eftomach n'a pas pû diffoudre , & des fels , qui fe font formés par l'union des alkalis ; de la bile , du fuc pancréatique , & du fuc glanduleux , avec les acides , qui étoient engagés entre les parties du chyle.

DIS-

DISCOURS QUATORZIEME.

Du Mesentére, des Vénes lactées, du reservoir de Pecquet, & du canal thoracique.

Les intestins sont adhérens à la circonférence d'une fraise membraneuse, qu'on nomme le *mesentére*. Son milieu est si fort attaché aux vertébres des lombes, qu'on ne l'en peut point séparer, si l'on n'en déchire une partie, ou si l'on ne la coupe. Il est composé de deux membranes, dont la supérieure est une continüation du péritoine, & l'inférieure un tissu des fibres tendineuses, qui sortent des vertébres des lombes.

L'artére mesentérique répand plusieurs rameaux entre les membranes du mesentére, dont une partie va jusques aux intestins, & l'autre se répand entre les fibres des membranes qui le composent. Les vénes, qui sortent des intestins se répandent aussi entre les membranes du mesentére, & plusieurs petites vénes, qui viennent d'entre leurs fibres
bres

bres, s'y viennent rendre. On les nomme les *vénes méféraïques*. Elles fe vont rendre à la véne-porte. Plufieurs nerfs qui fortent des vertébres des lombes, & qui viennnent de l'intercoftal, s'entrelaffent tellement les uns avec les autres fur le mefentére, qu'ils forment un *plexus*, qu'on nomme le *plexus mefentérique*. Il en fort plufieurs fibres nerveufes, qui fe répandent entre les fibres des membranes du mefentére, & dont une partie paffe jufques aux inteftins.

L'entre-deux des membranes du mefentére eft rempli de graiffe. Elle paroît principalement autour des vénes méféraïques. On trouve dans fon milieu une groffe glande, & quelquefois on en remarque deux, trois, ou quatre. Dans les bœufs & dans quelques autres animaux il y en a beaucoup davantage, & elles font placées vers les inteftins grêles. La connoiffance de la ftructure de ces glandes fert admirablement à en expliquer les ufages. Elles font un amas de véficules angulaires. Il eft une communication entre leur cavité. Cela fe remarque

remarque en fouflant dedans après qu'on a fait fortir tout ce qui les remplit. L'air paffe d'une véficule à l'autre, & les fait paroître telles qu'on vient de les décrire.

On découvre enfin dans l'entre-deux des membranes du mefentére certains petis canaux, qui viennent des inteftins, & qui fe vont rendre dans les glandes dont on vient de parler.

Ces canaux font ordinairement remplis de lymphe, & quelquefois on les trouve pleins d'une liqueur femblable à du lait. Ce qui eft caufe qu'on les a nommés *les vénes lactées.*

Ce lait n'eft que le chyle tout pur, qui a paffé de la cavité des inteftins gréles, dans celle des vénes lactées. On a quatre experiences, qui nous font entrer dans ce fentiment. La 1. eft que le lait, qui coule dans les vénes lactées, vient des inteftins, cette verité paroît à l'œil lors qu'on preffe les vénes lactées avec les doigts. Elles fe vuident de lait, & on le voit enfuite venir du côté des inteftins, pour remplir la véne qui en a été vuidée.

La

La 2. eft, qu'on ne trouve du lait dans les vénes lactées que quelques heures après qu'on a fait manger l'animal. La 3. eft, qu'on trouve le *jejunum* prefque toûjours vuide, à caufe de la grande quantité de vénes lactées, qui en fortent. Et enfin c'eft qu'on trouve les excrémens prefque tout purs dans *l'Ileum*, qui fe rendent encore plus groffiers en paffant par cét inteftin, parce qu'il y a plufieurs vénes lactées, qui en partent.

Au refte les vénes lactées ont plufieurs valvules placées fort près les unes des autres. Leur difpofition eft telle qu'elles permettent bien au chyle de couler dans les vénes lactées en allant des inteftins aux glandes du mefentére ; mais elles empêchent fon retour. Elles fortent des inteftins en grand nombre, & elles s'anaftomofent plufieurs enfemble à mefure qu'elles avancent. Elles compofent par ce moyen des troncs un peu plus gros, qui verfent le chyle qu'ils portent dans les véficules des glandes mefentériques.

Le chyle fe rend dans les véficules de ces glandes pour y recevoir les efprits animaux,

maux,

maux ; que y abordent en abondance par
plusieurs nerfs, qui partent du *plexus* me-
lentérique. Ces esprits rendent le chyle
plus subtil & plus coulant, par leur alkali
volatil, & s'il est en lui quelque acidité
ils la corrigent, en la recevant dans leurs
alkalis ; & en la changeant en sel.

Après que le chyle a passé par les
vésicules des glandes meséraïques il se
rend dans deux ou trois canaux, qui en
sortent par dessous. Ils vont aboutir
ensuite dans un sac membraneux situé sur
les vertébres des lombes. On lui a
donné le nom de *réservoir du chyle*. Le
réservoir est la même chose que la citer-
ne de la lymphe, dont nous avons par-
lé ci-dessus : le chyle se méle dans cét endroit avec beaucoup de lymphe, dont
le réservoir est toûjours plein. Elle le dé-
trempe & le rend plus liquide, afin qu'il
coule plus aisément.

Enfin, il part du réservoir du chyle
un canal, qu'on appelle le *canal thoraci-*
que, parce qu'il est couché sur les vertébres du thorax. Quelquefois ce canal se fourche & ses branches se réünissent

niſſent enſuite, & quelquefois auſſi on le trouve tout ſimple.

Le canal thoracique ſe va inſérer dans la véne ſoûclaviere, au deſſus de ſon inſertion il eſt une valvule, qui la couvre comme une petite voute. De ſorte que le ſang, qui coule par la véne ſoûclaviére paſſe par deſſus, ſans s'oppoſer à l'entrée du chyle.

Lors qu'on enfle le canal thoracique on voit pluſieurs valvules dans ſa cavité. Elles ſont placées à très-peu de diſtance les unes des autres ; & leur diſpoſition eſt telle, qu'elle permettent bien au chyle de couler vers la véne ſoûclaviére , mais elles l'empéchent de décendre dans le réſervoir de Pecquet.

D'où nous pouvons conclure, que le chyle coule de ſon réſervoir par le canal thoracique dans la véne ſoûclaviére gauche. Là il ſe méle avec le ſang. Il en ſuit le cours, & il ſe va rendre dans la véne-cave, qui le conduit à l'oreillette droite du cœur. L'oreillette le verſe dans le ventricule droit. Et comme le chyle fait alors partie du ſang , il en ſuit tout le cours, & circule avec lui par tout le corps. DIS-

DISCOURS QUINZIEME.,

Du Cœur.

Dès que le chyle est entré dans la véne soûclaviére il se mêle avec le sang, & il en suit tout le cours. Il faut donc suivre le sang si nous voulons sçavoir ce que le chyle devient.

La circulation du sang nous apprend qu'il coule de la véne soûclaviére dans la véne-cave, & que de la véne-cave il passe dans un sac adhérent au côté droit du cœur. On nomme ce petit sac *l'oreillette droite du cœur*. Lors que cette oreillette est pleine de sang elle se resserre, & en se resserrant elle le verse dans une cavité, qu'on trouve dans le corps du cœur du côté droit. On appelle cette cavité le *ventricule droit du cœur*. Aussitôt que le ventricule est plein de sang, il se resserre, & s'en vuide par cette contraction.

Il faut remarquer ici qu'à l'embouchûre de l'oreillette droite dans le ventricule droit du cœur, il y a certaines petites

petites peaux , qu'on nomme des *val-*
vules. Elles sont trois en nombre, de
figure à peu près triangulaire , dont les
côtés sont dentelés. Leur base est adhérente à l'embouchûre de l'oreillette,&
leur pointe est placée au dedans du ventricule. Leur pointe ne tient qu'à de
petis filets tendineux , forts & assez
longs , qui s'attachent fortement sans
être tendus , à de petites colomnes char-
neuses , placées sur la superficie concave
du ventricule. Cette disposition nous
montre à l'œüil , que ces valvules sont
autant de petites portes , que le sang
s'ouvre lui-même , lors qu'il coule de
l'oreillette dans le ventricule , & qu'il
ferme après qu'il y est entré. En effet
d'abord que le ventricule droit est plein
de sang il se resserre , & le sang se trouve
poussé également de tous côtés par cette contraction. C'est pourquoi il prend
ces valvules par dessous , & soûléve leur
pointe vers l'embouchûre de l'oreillette,
qui s'en trouve alors si bien fermée,
qu'aucune goutte de sang n'y peut passer.
Ainsi le sang se ferme ce passage, & il
ne

ne sçauroit sortir par où il est entré. Il
ne reste pas cependant dans le ventricule
droit du cœur, il en sort par une autre ouverture, à laquelle le commencement
d'une artére se trouve fortement attaché.
Cette artére se divise en plusieurs rameaux, qui se distribuent dans les lobes
des poûmons. A sa sortie du ventricule
droit elle a dans sa cavité trois valvules,
faites en croissant, & rangées toutes
les unes à côté des autres. Leur con-
véxité est adhérente à l'artére, & tournée du côté du ventricule; & leur concavité est dégagée & tournée du côté
de l'artére. Cette situation nous montre qu'elles ne s'opposent point au mouvement du sang, lors qu'il vient du ventricule dans l'artére, mais elles en arrê-
tent le cours en se soûlevant si le sang
venoit à couler dans l'artére vers le ventricule.

Après que le sang a passé du ventricule
droit du cœur dans les poûmons par
l'artére pulmonaire, il en revient par
une véne, qu'on appele la *véne pulmonai-*
re. Cette véne pulmonaire s'enchasse
dans

dans un petit fac , attaché au côté gauche du cœur & qu'on nomme *l'oreillette*
gauche. D'abord que cette oreillette
eſt pleine elle ſe reſſerre , verſe par ſa
contraction le ſang dans une cavité placée à gauche dans la ſubſtance du cœur,
qu'on appelle le *ventricule gauche*. Auſſi-tôt que ce ventricule eſt plein de
ſang , il reſſerre , & jette dehors par
cette contraction , tout le ſang qu'il
contenoit.

Pour apprendre où le ſang s'en va
lors qu'il ſort du ventricule gauche du
cœur , il faut remarquer à l'embouchûre
de l'oreillette gauche qu'il y a des valvules, qui ſont ſituées de la même façon
qu'à l'embouchûre de l'oreillette droite.
Elles ſont autant en nombre , & elles
ſont figurées à peu près de la même maniére. Auſſi leur uſage eſt le même. Elles permettent bien au ſang de couler de
l'oreillette dans le ventricule , mais elles
empêchent que le ſang ne ſorte du ventricule dans l'oreillette lors que le cœur
ſe reſſerre. C'eſt pour cela que le ſang
prend un autre chemin. En effet il
ſort

fort du ventricule gauche par une autre
ouverture, qui fait le commencement
de la grande artére, qu'on nomme
l'aorte. On trouve dans la cavité de
cette artére tout près du cœur trois valvules faites en croiffant, difpofées de la
même façon, que le font celles de l'artére pulmonaire. Elles permettent au
fang de fortir du ventricule gauche & de
couler dans l'aorte. Mais elle empêchent que le fang de l'aorte ne coule
dans le ventricule gauche.

Il y a encore une remarque affez im-
portante à faire fur le mouvement des
oreillettes & des ventricules du cœur.
C'eft que les deux oreillettes fe refferrent
& fe relâchent en même tems, & les
deux ventricules auffi; avec cette circon-
ftance que dans le tems que les oreillettes
fe refferrent les ventricules fe relâchent,
& d'abord que les ventricules fe refferrent les oreillettes fe relâchent à leur
tour. Ce qui nous fait conjecturer que
le cœur eft un mufcle, dont les oreillettes
pourroient bien être les mufcles antagoniftes.

Avant

Avant que rechercher ſi cette conje-
ĉture n'eſt point une verité, il ne ſera
pas inutile d'obſerver, que puis que les
oreillettes ſe reſſerrent en même tems,
elles verſent auſſi en même tems le ſang
dans les ventricules du cœur. Par la même raiſon les ventricules du cœur pouſ-
ſent en même tems le ſang dans l'artére
pulmonaire & dans l'aorte.

Lors qu'on conſidére le cœur de
près, on voit qu'il eſt compoſé de fibres charnuës, qui ont toutes communication avec une membrane faite de
fibres tendineuſes. Cette membrane
eſt placée à la baſe du cœur, & elle y
tient les oreillettes attachées. Ce qui
nous peut faire juger, que le cœur eſt
un muſcle.

On remarque dans le cœur trois ordres de fibres. Le premier eſt de celles, qui vont en droite ligne de la
baſe du cœur juſques à ſa pointe;
elles ſont couchées en petit nombre
ſur le ventricule droit. Le ſecond eſt
de celles, qui partent de la baſe, &
après qu'elles ſe ſont étenduës juſque

ſur

fur le milieu du cœur, elles remontent, & fe viennent rendre à la bafe d'où elles étoient parties. Le troifiéme eft de celles, qui fortent de la bafe & s'en vont jufques à la pointe en décrivant autour du cœur une ligne fpirale. Là elles rentrent en dedans & remontent fpiralement vers la bafe. Quelques-unes fe vont perdre dans les ventricules, où elles font un tiffu de leurs fibres tendineufes, duquel naît la membrane, qui les tapiffe de toutes parts. Quelques-unes auffi, de celles qui fe rendent dans les ventricules, font ces petites éminences qu'on nomme des *colomnes*. De la pointe de ces colomnes partent plufieurs cordons tendineux, qui fe vont unir aux dents des valvules, qui font placées à l'embouchûre des oreillettes.

Tous ces ordres de fibres ne peuvent fervir par leur racourciffement qu'à refferer les ventricules du cœur. Les fibres droites le racourciffent, les circulaires le ferrent, & les fpirales le tordent. Le cœur ne peut être ainfi racourci, ferré, & tordu, fans que les ventricules

G 2   s'étré-

s'étréciſſent. D'où il faut conclure que
le cœur eſt un muſcle , dont l'action
conſiſte à rétrécir les cavités,qui ſont entre ſes fibres.

Pour les oreillettes elles ſont auſſi
compoſées de fibres charnües , dont
quelques-unes ſont entrelaſſées avec les
autres. Elles s'étendent la plûpart en
long , & celles qui s'entrelaſſent avec
les autres , ſemblent les couper pour devenir circulaires. Le racourciſſement
des premiéres diminuë la longueur des
oreillettes, & le racourciſſement des autres diminuë leur largeur. Ce qui nous
montre que les oreillettes ne ſont que des
muſcles caverneux,dont l'action ne conſiſte que dans la contractió de leur cavité.

Il y a communication entre les fibres
du cœur, & celles des oreillettes, par
l'entremiſe des fibres tendineuſes qui ſe
ramaſſent toutes pûres à la baſe du cœur.
On les peut regarder comme un tendon
commun entre le cœur & les oreillettes.
C'eſt pourquoi les eſprits animaux que
les nerfs verſent dans ce tendon, paſſent
facilement des fibres du cœur dans les
fibres

fibres des oreillettes, & des fibres des oreillettes dans les fibres du cœur.

Si l'on vouloit se faire encor une idée du cœur qui fût plus nette & plus distincte, on le pourroit considérer comme un muscle à trois ventres. Châque oreillette en feroit un, & le corps du cœur seroit le troisiéme. Et la membrane, qui est à la base du cœur, où se viénent rendre les fibres du cœur & des oreillettes, en feront le tendon commun.

Le cœur reçoit des artéres de l'aorte : il envoye des vénes à la cave ; il réçóit des nerfs du *plexus* cardiaque & de la paire vague.

Enfin le cœur se trouve renfermé dans un sac membraneux, qu'on nomme le *péricarde*. Le péricarde est fort, & il se forme d'un tissu des fibres tendineuses du cœur, de quelques vénes, de quelques artéres & de quelques nerfs. Il contient toûjours un peu de sérosité ; que les petites glandes, qui sont placées parmi la graisse de la base du cœur, y versent.

On peut conclure de ce qui a été dit, que lors que les oreillettes sont pleines

G 3   de

de sang , les ventricules du cœur en sont vuides. Et parce qu'aussi-tôt que les oreillettes sont pleines de sang , elles se resserrent, le sang qu'elles poussent dans les ventricules du cœur , aidé par le ressort de ses fibres , les relâchent ; & contraint les esprits animaux d'en sortir , & de couler dans les oreillettes, pour en achever la contraction. Mais d'abord que les oreillettes ont été resserrées , le sang , qui leur aborde de tous côtés joint avec la force du ressort de leurs fibres les remet dans leur premier état. Et les esprits passent dans ce moment des oreillettes au cœur , ils le serrent, & en causent la contraction. C'est pourquoi les oreillettes se vuident lors que les ventricules du cœur s'emplissent, & que les oreillettes s'emplissent dans le tems que les ventricules s'évacuent.

Le cœur jette par sa contraction le sang de ses ventricules dans les artéres. Mais parce que les artéres vont en diminüant , le sang n'y sçauroit être jetté avec impétuosité, sans les enfler. Lors qu'elles sont ainsi enflées elles se remet-

tent

tent dans leur premier état par le reſſort de leurs fibres, & font couler par ce moyen une partie du ſang qu'elles ont reçû dans les vénes du cœur. Et puis que le cœur jette à diverſes repriſes le ſang dans les artéres, auſſi elles ſe doivent enfler & defenfler à diverſes repriſes. C'eſt ce mouvement des artéres qu'on appelle *le poux*, ſur lequel il faut remarquer que la dilatation des artéres accompagne la contraction du cœur, & que la contraction des artéres accompagne ſa dilatation.

Ceux qui ſe ſatisfont de ce qu'ils conçoivent clairement, ſe contenteront d'attribuer au cœur l'office de pouſſer le ſang dans les artéres; & d'être le principal inſtrument de ſa circulation. On doit laiſſer à ceux qui croyent que le cœur eſt l'organe de la ſanguification, la ſatisfaction qu'ils ont à ſe payer d'une conjecture aſſez mal fondée, comme on le verra dans la ſuite.

DIS-

DISCOURS SEZIEME.

Des Poûmons.

Nous avons dit dans le chapitre précédent que lors que le sang sort du ventricule droit du cœur, il passe dans l'artére pulmonaire. Cette artére se divise en plusieurs gros rameaux, qui entrent dans le corps des poûmons ; & ces rameaux se divisent ensuite en d'autres, & ces autres encore en d'autres, jusques à ce qu'enfin les plus petis se perdent dans la substance des poûmons.

l'Artére pulmonaire ne se répand pas seule dans les poûmons. Elle est partout accompagnée de la véne pulmonaire, d'une branche de nerf, qui vient de la paire vague, d'une petite artére, qui sort de l'aorte, & qu'on nomme l'*artére bronchiale*, d'une petite véne, qui se va rendre dans la véne-cave, & qu'on appelle la *véne bronchiale*, & d'un certain conduit cartilagineux, qu'on nomme les *bronches*.

Les bronches ne sont que la ramification
tion

tion d'un gros canal cartilagineux, qui s'étend du fond de la bouche jusques aux poûmons. Il est couché sur l'œsophage, & il se trouve placé à la partie antérieure du col. On lui a donné le nom de *trachée artére.*

Il y a au haut de la trachée artére une corniche, qu'on nomme le *larinx.* Il est composé de 5. cartilages. Celui qui occupe sa partie antérieure, fait cette éminence qu'on appelle aux hommes le *morceau d'Adam.* Sa figure est à peu près semblable à celle de cette sorte de bouclier, qu'on nommoit chez les Latins, *scutum.* C'est pourquoi on l'appelle le *cartilage scuti-forme.* Le deuxiéme se nomme *l'annulaire.* Il est fait comme l'anneau dont les Turcs se servent pour tirer de l'arc. Il est étroit par devant, & large par derriére. Il embrasse tout le *larinx,* & il se trouve emboîté dans le scuti-forme. Le troisiéme & le quatriéme se nomment les *arténoïdes.* Ils sont des productions de l'annulaire, placées sur sa partie postérieure, & séparées l'une de l'autre par une petite fente. Ce

G 5   sont

sont eux, qui font cette partie du larinx,
qu'on nomme *la glotte*. Le cinquiéme
est un cartilage lié au dessus de la partie
supérieure du cartilage scuti-forme. On
l'appelle *l'épiglotte*. Sa figure est triangulaire & sa substance est plus molle que
celle des autres. Sa base est adhérente
au cartilage scuti-forme, & le reste de
son corps se trouve dégagé de toute autre partie. Il est ordinairement levé.
C'est ce cartilage que les alimens baissent
en passant de la bouche dans l'œsophage.
Lors qu'il est baissé il ferme l'entrée de
la trachée artére, & il empéche par là,
les alimens de s'y engager.

On conte que le larinx a tréze mufcles. Il y en a quatre, qui lui font communs avec d'autres parties, & neuf
qui lui appartiennent en propre. La
premiére paire des communs se nomme
sternothyoïdiens. Ils naissent du haut du
sternum, se couchent sur la trachée artére, & s'attachent à la partie inférieures
du cartilage scuti-forme. Lors que ses
fibres se resserrent il tire le scuti-forme
en bas. La seconde paire est faite des

hyothy-

byothyroïdiens. Ils naissent de la base
de l'os hyoïde & s'attachent à la base du
scuti-forme. Ils servent par la contraction de leurs fibres à soûlever le larinx.

La première paire des muscles pró-
pres au larinx, est faite des *cricothyroïdiens antérieurs*. Ils tirent leur origine
du devant du cartilage annulaire, & ils
vont finir au bas du même cartilage. Ils
le dilatent par leur action. La seconde
est faite des *cricothyroïdiens postérieurs*. Ils
naissent du haut de l'annulaire à sa partie postérieure & se rendent aux côtés du
scuti-forme à sa partie supérieure. Lors
qu'ils agissent ils resserrent le scuti-forme.
La troisiéme est faite des *cricoarithænoï-
diens*. Ils tirent leur origine de la partie
intérieure & latérale de l'annulaire &
s'insérent au bas & aux côtés des arithænoïdes. Ils dilatent la glotte par leur racourcissement. La quatriéme est faite
des *thyroarithænoïdiens*. Ils viennent du dedans & du milieu du scuti-forme, & se ter-
minent aux côtés des arithænoïdes. Ils
ferment le larinx par leur action. Le neu-
viéme muscle s'appelle *arithænoïdien*. Il

nait

nait de l'endroit où l'annulaire se joint
avec l'aritén. qu'il resserre quand il agit.

Le larinx couvre le dessus de la trachée
artére, dont la composition est assez
singuliére. On la trouve premiérement couverte d'une membrane fort
déliée, dont les fibres sont diversement
entrelassées. Ensuite on trouve sous
cette membrane des anneaux cartilagineux. Ces anneaux sont entiérement cartilagineux, sinon à leur partie postérieure,
où ils sont membraneux. C'est par cét
endroit qu'ils touchent l'œsophage. Ils ne
sont pas cartilagineux afin qu'ils puissent
céder à l'œsophage, lorsque quelque gros
morceau & dur passe le long de sa cavité.

Ces anneaux cartilagineux ne sont pas
tous de la même grosseur. Celui qui
soûtient le larinx est plus gros & plus
large que celui qui le suit; & celui-ci est
plus large que son suivant, & ainsi de suite. De sorte que plus ils approchent des
poûmons & plus leur largeur diminuë.
Ils sont tous liés ensemble par des ligamens charneux, & on remarque qu'ils
sont tous également éloignés les uns des
autres.   Lors

Lors qu'ils entrent dans le corps des poûmons on les nomme les *bronches*. Là ils ceſſent d'être membraneux à leur partie poſtérieure, pour devenir entiérement cartilagineux. Et au lieu que dans la trachée artére ſes anneaux ſont tous élognés les uns des autres, dans les bronches ils ſont emboités, de telle maniére, qu'une partie de l'anneau inférieur entre dans la cavité de ſon ſupérieur.

Les anneaux cartilagineux de la trachée artére & des bronches couvrent une tunique compoſée de trois parties principales. D'abord qu'on a levé un des anneaux cartilagineux, on trouve une tunique muſculeuſe. Ses fibres ont la diſpoſition des fibres de la tunique moyenne des inteſtins. Les longitudinales paroiſſent les premiéres & enſuite on voit les circulaires. Elles ſont placées préciſément ſous les longitudinales. Cette tunique charnüe couvre une autre tunique, qui n'eſt qu'un aſſemblage de petites glandules, de la même façon que la tunique charnüe de l'eſtomach couvre immédiatement la glanduleuſe. Et en-

fin

fin fous cette tunique glanduleufe il en eft
une autre, qui n'eft qu'un tiffu des fibres
tendineufes, qui viennent de la tunique
charnüe, il y a quelques filamens de nerfs
& quelques petites artéres, & vénes.

La trachée artére fe divife en plufieurs
branches dans les poûmons. Ces branches fe divifent encore en plufieurs rameaux, & ces rameaux fe divifent encore
en plufieurs autres, & ainfi dans la fuite,
jufques à ce que les derniers fe rendent
dans une infinité de petites véficules. Ces
véficules compofent la fubftance des
poûmons.

Les véficules, qui font ramaffées
autour d'un bout de bronche, font toutes enveloppées d'une membrane. Cette membrane n'eft que la continüation
de la tunique extérieure, qui couvre la
trachée artére & les bronches. Ce font
ces morceaux de poûmons ainfi diftin-
gués les uns des autres par les petites
membranes qui les enveloppent, qu'on
nomme les *lobules* des poûmons.

Ces lobules tiennent tous aux gros
troncs des bronches, comme les grains
de

de raiſins au tronc de la grape. Ce ſont
de ces troncs de bronches que procéde la
petite branche dont les rameaux ſe vont
rendre dans leur véſicules. Les lobules
ſont auſſi liés enſemble par de petis filamens tendineux , qui tiennent leurs tuniques contigües. Ce qui eſt cauſe qu'il
les faut ſéparer avec la pointe d'un ganif
pour les bien voir.

Les bronches ſont pas tout accompagnées d'artéres & de vénes. Ainſi on n'a
qu'à ſuivre les bronches pour voir le
cours de ces vaiſſeaux. Par ce moyen on
trouve que leurs extrémités ſe répandent
dans les tuniques des véſicules, qui compoſent la ſubſtance des poûmons.

Et parce que les bronches ſont encore
accompagnées d'un nerf, qui en ſuit toutes les ramifications & qui ſe va perdre
dans les véſicules des poûmons; & que
la tunique intérieure des bronches eſt
compoſée de fibres tendineuſes; il y a
toutes les apparences du monde que les
véſicules des poûmons ne ſont faites que
d'un tiſſu de fibres tendineuſes, de filamens de nerfs, de quelques artéres, &
de quelques vénes.   Lors

Lors qu'on souffle dans la trachée artére toute la masse des poûmons s'enfle,
& toutes les véficules s'empliffent d'air.
D'où je conclus qu'il eft une communication des bronches aux véficules. Et
puis que nous voyons que la trachée artére communique avec l'air extérieur,
par le moyen de la bouche & des narines, nous pouvons bien foupçonner a-
vec quelque raifon, que tout cét appa-
reil de la trachée artére, & des bronches, n'a été fait que pour conduire l'air
extérieur dans les véficules des poûmons.

Mais parce que nous remarquons que
les fibres longitudinales & circulaires de
la trachée artére & des bronches, ne
peuvent par leur action que racourcir les
bronches, & rendre leur cavité plus é-
troite ; nous fommes obligés de penfer
que l'air extérieur eft chaffé des véficules
des poûmons. Mais puis qu'elles ne font
faites que pour le recevoir, il y a de l'apparence qu'il y rentre auffi-tôt qu'il en
eft forti, & qu'il en fort auffi-tôt qu'il y
eft rentré ; & qu'il continuë ainfi à y entrer

trer & à en sortir pendant que l'animal
est en vie. Et c'est cette entrée de l'air
& sa sortie des poûmons, qu'on nomme
la *respiration*.

Après qu'on a ainsi examiné la structure des poûmons, on a bien trouvé à
la verité la force, qui chasse l'air, lors
qu'il est entré dans les vésicules : mais
on ne voit pas qu'elle peut être la force,
qui l'y fait rentrer. Cela nous fait penser que cette force, qui pousse l'air dans
les poûmons, ne doit pas se chercher
dans les poûmons-mêmes, mais quelque autre part.

En cherchant quelle peut être cette
force, je fais réflexion sur ce que les
poûmons sont renfermés dans une cavité assez ample, qu'on nomme la *poitrine*; & que la poitrine est si bien fermée de tous côtés, que l'air n'y sçauroit
entrer que par la trachée artére. Je vois
par là que si la poitrine se dilate, elle
poussera l'air extérieur dans les poûmons, pour remplir la place, que les
parois de la poitrine abandonnent, dans
le tems qu'elle s'élargit. De la même
maniére

maniére que l'air extérieur est pouſſé
dans la cavité d'un ſoufflet, à meſure
qu'on en éloigne les planches.

En effet nous expérimentons que l'air
entre dans les poûmons à meſure que la
poitrine s'aggrandit, & qu'il en ſort à
meſure qu'elle ſe diminuë. Mais parce
qu'elle pourroit bien s'aggrandir à cauſe
que l'air entre dans les poûmons, &
qu'elle pourroit bien diminuër à cauſe
qu'il en ſort, il faut examiner la ſtructu-
re de la poitrine, pour y chercher de
quoi nous déterminer.

DISC. DIX-SEPTIEME.

De la Poitrine.

LA prémiere choſe que je rencontre
en examinant la cavité de la poitrine eſt une membrane très déliée qui
la tapiſſe de tous côtés, & que les Anatomiſtes appellent la *pleure*. Cette
membrane ſe double ſur le milieu de la
poitrine. Elle s'étend ainſi du haut de
la poitrine en bas, elle la partage en
deux

deux parties, dont l'une est à droite
& l'autre à gauche. On appelle cette
séparation *le médiastin*.

Au dessus de la pleure sont les côtes.
Elles sont articulées d'un côté aux vertébres. Elles se recourbent en para-
bole, & se viennent unir par un nœud
cartilagineux, à un os qui couvre le devant de la poitrine, & qu'on nomme le
sternum. Les côtes se touchent vers les
vertébres, elles s'éloignent à mesure
qu'elles avancent vers le *sternum*. L'espace qu'elles laissent entr'elles est tout
rempli de muscles, qui les tiennent liées
les unes aux autres. Les premiers qui
paroissent sont onze en nombre. Ils
tirent leur origine du haut & du bas de
châque côte inférieure & montant obliquement de derriére en avant, ils se
vont attacher au côté inférieur de
châque côte supérieure. On les
nomme les *muscles intercostaux intérieurs*.

Au delà des intercostaux intérieurs
il y a onze muscles, qu'on appelle les
intercostaux extérieurs. Ils naissent tous
de

de la partie inférieure & extérieure de
châque côte superieure, & s'insére
obliquement en devant à la partie supérieure & extérieure de châque côte inférieure.   Leurs fibres croizent celle
des intercostaux intérieurs en croix de
Bourgogne.

Ces muscles ne peuvent servir par l
contraction de leurs fibres, qu'à appro-
cher les côtes les unes vers les autres.
Mais d'autant que les côtes sont situées
d'une maniére à ne pouvoir s'approche
que la cavité de la poitrine ne s'aggran-
disse, nous concluons que l'usage des muscles intercostaux est d'aggrandir la poitrine, en tirant les côtes en haut.

Les intercostaux extérieurs sont couverts de plusieurs autres muscles.   On
en observe un entr'autres, qui vient de
l'os sacrum & des apophises épineuses
des lombes, & s'insére aux côtes supé-
rieures proche de leurs racines.   Il leur
donne à châcune un double tendon.   On
l'appelle le *sacrolombaire*.   Lors qu'il
agit il élogne les côtes les unes des autres
en les tirant en bas.

Il en eſt un autre enſuite, qui tire ſon origine du milieu du *ſternum*. Il s'attache aux cartilages des vrayes côtes inférieu-res, & la deuxiéme & troiſiéme des fauſſes. On lui a donné le nom de *muſcle triangulaire*.

En après paroît un grand muſcle aſſez large qui naît de la baſe intérieure de l'o-moplate & ſe joint aux cinq vrayes côtes inférieures & aux deux fauſſes côtes ſu-périeures, par cinq tendons qui reſſem-blent à des dents de ſcie. C'eſt pour cela qu'on l'a nommé le *grand dentelé*. Et lors qu'il agit il tire vers l'omoplate toutes les côtes, auxquelles il envoye des tendons.

Puis quand on remonte vers le haut de la poitrine on trouve un muſcle, qui tire ſon origine du dedans de la clavicule pro-che *l'acromion* & s'attache à la premiére côte proche le *ſternum*. Son uſage eſt de tirer la premiére côte en haut vers la clavicule. On l'appelle le *ſoûclavier*.

On rencontre encore un autre muſcle, qui vient de l'épine des trois vertébres inférieures du col, & de la
pré-

premiére du dos; Il se termine par digita-
tion aux trois ou quatre côtes supérieu-
res. On le nomme *le petit dentelé supé-
rieur*. Il tire en haut vers le col les côtes
aux-quelles il s'insere.

Il en est encore un enfin, qui naît des
trois vertébres inférieures du dos , & de
la premiére des lombes. Il s'insére aux
trois ou quatre côtes inferieures par digi-
tation. Il tire en dehors les côtes où
il s'insére. On l'appelle *le petit dentelé
inférieur*.

Les côtes sont disposées d'une maniére, qu'elles ne sçauroient être muës
en haut, sans que la capacité de la poitrine
en devienne plus grande. Et puis que les
quatre derniers muscles, dont nous venons de parler, tirent les côtes en haut,
nous pouvons bien assûrer, que leur u-
sage est d'aggrandir la poitrine, & celui
des autres de la diminuër.

La poitrine se trouve fermée en bas
par une parois musculeuse, qu'on nomme le *diaphragme*. Cette parois n'est
point toûjours tenduë. On le peut voir
en ce que, quand l'animal est mort, elle
est

est convéxe du côté de la poitrine &
concave de l'autre. Ainsi elle occupe par
sa convexité une partie de la capacité de
la poitrine.

Sa figure est presque ronde. On y remarque deux parties essentielles, la charnüe, & la tendineuse. La tendineuse
occupe le milieu. Elle est transparente
& tissuë de fibres tendineuses & de filamens nerveux. La charnuë entourne la
tendineuse. Elle s'étend jusques au *ster-*
num, aux côtes, & à quelques vertébres du dos, aussi bien qu'à quelques-unes de celles des lombes. Elle est fortement attachée à toutes ces parties. Ses
fibres vont en droite ligne de la partie
tendineuse jusques aux endroits de leur
insertion.

D'où l'on peut aisément conclure,
que quand le diaphragme agit, les fibres
charnuës tirent par leur racourcissement
la partie tendineuse par les côtés. Ainsi
elles font perdre au diaphragme sa con-
véxité. Et parce qu'alors il quitte la place qu'il occupoit dans la poitrine, cette
cavité s'en aggrandit considérablement.

Ce

Ce qui nous fait juger que le diaphragme ne sert par son action qu'à aggrandir la cavité de la poitrine.

Le diaphragme s'abaisse encore par l'action des muscles qui font mouvoir les côtes en haut. La raison en est que les côtes ne se peuvent pas mouvoir de cette maniére, sans tirer le diaphragme par ses extrêmités. Ce qui doit nécessairement lui faire perdre sa convexité.

Nous trouvons donc par l'examen que nous avons fait de toute la poitrine, qu'elle est composée de certaines parties, qui en aggrandissent la cavité ; & de certaines autres, qui la diminüent. Cela nous fait connoître si évidemment la maniére dont se fait la respiration, qu'on ne sçauroit presque douter qu'elle ne se fasse de la façon, que nous allons exposer.

DIS-

DISCOURS DIX-HUITIEME.

De la Respiration.

ON distingue deux tems dans la respiration. Le tems de l'entrée de l'air dans la poitrine, on le nomme *l'inspiration*, & le tems de sa sortie, qu'on appelle *l'expiration*. L'inspiration se fait lors que le soûclavier, le grand, les deux petis dentelets, & les muscles intercostaux tirent de compagnie les côtes en haut. Le diaphragme s'étend aussi en même tems, par le soûlévement des côtes qui le tirent par ses extrêmités, & par les esprits qui coulent alors dans ses fibres. Ainsi la cavité de la poitrine s'aggrandit, & l'air extérieur se trouve poussé par le mouvement des parois de la poitrine. Il ne se peut mouvoir alors que du côté où il rencontre le moins de résistence. Il n'en trouve point à l'entrée de la trachée artére, & il en rencontre par tout ailleurs. Il y entre, il coule dans les bronches, de là il passe dans les vésicules des poûmons.

Il les enfle autant qu'il faut pour occuper autant d'espace que les parois de la poitrine en abandonnent. De la même façon que le mouvement qu'on donne aux deux tables d'un soufflet, lorsqu'on les éloigne l'une de l'autre, poussent autant d'air dans le soufflet, qu'il en faut pour occuper l'espace, que les tables du soufflet quittent.

Par ce moyen les muscles, qui servent à abaisser les côtes ont leurs fibres extrêmement tendues en longueur. Les fibres de la tunique musculeuse, de la trachée artére & des bronches se trouvent aussi fortement tendues. Les unes & les autres font le ressort. Les nerfs versent quelques esprits dans leurs cavités. Elles se racourcissent. Par ce racourcissement les côtes s'abaissent. La cavité de la poitrine se diminuë. Et les cartilages des bronches rentrent les uns dans les autres. Ainsi l'air, que renfermoient les vésicules des poûmons, se trouve si pressé qu'il en sort. Il passe des vésicules dans les bronches, des bronches dans la trachée artére, & de la trachée

chée artére hors du corps. Et c'eſt cette
ſortie de l'air des poûmons, qu'on nomme *l'expiration.*

Puiſque la reſpiration n'eſt autre choſe que l'inſpiration ſuivie immédiatement de l'expiration, & cette expiration
ſuivie auſſi tôt d'une nouvelle inſpiration, & ainſi de ſuite; nous pouvons
bien aſſûrer que la reſpiration ſe fait par
le moyen des muſcles de la poitrine, du
diaphragme, & de la tunique muſculeuſe,
de la trachée artére & des bronches. Ces
organes agiſſent ſucceſſivement. Et l'a-
ction des uns empéche l'action des autres. D'où nous concluons, que l'on les
peut conſidérer avec raiſon, comme des
muſcles antagoniſtes.

Tout le ſang qui paſſe par le ventricule droit du cœur s'en va aux poûmons, &
les poûmons reçoivent l'air extérieur
dans leurs véſicules. Ainſi nous avons
lieu de penſer que cét air produit quelque
changement dans le ſang, qui paſſe par
les poûmons.

En effet nous remarquons une grande
différence entre le ſang, qui entre dans

les poûmons & le fang, qui en fort.
Celui qui entre par l'artére pulmonaire eft d'un rouge paffablement foncé ;
au lieu que celui qui revient des poûmons par la véne pulmonaire, eft d'un
rouge vif & éclatant.

Voilà un changement très-confidéra-
ble, qui arrive au fang en paffant par les
poûmons. Ce changement ne fe peut
faire que par l'air, qui enfle leurs véficules, & qui preffe par ce moyen les petites
artéres & les petites vénes, qui y font
répanduës. Cette preffion mêle plus
exactement les principes du fang, &
l'oblige à couler plus promtement dans
les rameaux de la véne pulmonaire ;
pour s'en aller au ventricule gauche du
cœur.

Mais parce que ce mélange exact des
principes du fang & ce paffage des artéres dans les vénes, n'eft pas capable de
produire le changement que nous venons
de remarquer, il faut que quelque principe de l'air extrémement fubtil, fe mêle avec lui. Ce principe peut paffer
par les pores des artéres, & s'infinuer

enfuite

enſuite entre les parties du ſang.

Ce qui rend la choſe encore plus vrai-ſemblable eſt, que le ſang qu'on ex-poſe à l'air acquiert une ſuperficie extrê-mement rouge, & d'une couleur ſembla-ble à celle du ſang, qui vient des poû-mons par la véne pulmonaire. Par où nous voyons, que l'air produit dans le ſang une rougeur vive & éclatante, en ſe mêlant avec lui.

Puis donc que l'air produit cét effet, nous ne pouvons par raiſonnablement douter, que le changement de couleur qui arrive au ſang en paſſant par les poû-mons, ne lui vienne de l'air, qui enfle ſes véſicules.

Toute la difference, qui eſt entre le ſang des vénes, & celui des artéres, eſt la même que celle du ſang qui entre dans les poûmons, & de celui qui en ſort. Ainſi nous pouvons bien aſſûrer que cette difference ſe fait dans les poûmons, & non pas dans les ventricules du cœur, où le ſang ne reçoit aucune altération, Car ſi l'on tire du ſang de la véne-cave & qu'en ſuite on en tire de l'artére pulmo-

naire,

naire, on ne trouve aucune différence entre ces deux fangs. Cependant celui,
qu'on tire de l'artére pulmonaire, a paffé par le ventricule droit du cœur. Aprés
cela fi l'on tire du fang de la véne pulmonaire, & en fuite de l'aorte, on verra que
ces deux fangs font femblables en toutes
chofes; quoique l'un ait été tiré à l'entrée du ventricule gauche du cœur, &
l'autre à la fortie.

Il refte encore à examiner quels font
les principes de l'air, qui produifent le
changement que le fang contracte en
paffant par les poûmons. Lors qu'on
examine bien l'air, on trouve entre plufieurs principes qui le compofent, un
efprit nitreux répandu par toute fa maffe.
On a en Phyfique & en Chymie un nombre prodigieux d'expériences, qui rendent la chofe certaine. Et parce que l'efprit de nitre produit dans le fang le même changement que l'air, nous avons fu-
jet de penfer, que le changement que l'air
fait dans le fang à mefure qu'il paffe par
les poûmons, vient de ce que l'efprit nitreux de l'air fe mêle avec lui.

L'efprit

L'esprit de nitre est composé d'acides
& d'alkalis. Les alkalis raréfient les souf-
fres du sang , & les acides fermentent
avec ses alkalis volatils. Le sang en devient plus subtil , plus agité , & plus ra-
réfié.

De tout ceci nous pouvons conclure,
que la respiration sert à faire passer le sang
de l'artére pulmonaire dans la véne pulmonaire, & à en entretenir la fermentation par le moyen de l'esprit nitreux,
qui se mêle avec lui. Et puisque cét
esprit reléve la couleur rouge du sang ,
on pourroit dire encore que la respiration
sert à l'entretenir , & que c'est par son
moyen que la lymphe & le chyle, qui
se mêlent avec lui , en prennent peu à
peu la couleur & la nature.

DIS-

DISCOURS DIX-NEUVIEME.

De la Rate.

Lors qu'on fuit le fang, qui fort du ventricule gauche du cœur, on trouve que le premier viscére, de ceux que nous n'avons pas examiné ci-deffus, où il fe va rendre, eft *la Rate*. Elle eft de couleur rouge, d'une groffeur affez confidérable, placée dans le bas-ventre, du côté gauche, & un peu plus bas que le Foye.

Dans la Rate il y a une artére & un nerf, qui y entrent de compagnie, & une véne qui en fort au même endroit. Ces artéres vont aboutir à de petites cellules membraneufes, dont la figure ne reffemble point mal à une füeille de fougére. La véne tire fon origine de ces mêmes cellules. Cela paroît lors qu'on fouffle dans l'artére ou dans la véne, car le fouffle paffe dans les cellules.

Ces cellules font toutes remplies de petites glandes entaffées les unes fur les autres, comme les grains d'une grappe de

de raifin. Ces glandes reçoivent de petis
rameaux d'artéres du tronc de l'artére
fplénique, & des filamens nerveux du
nerf, qui entre avec l'artére dans la Rate. Il part de châque tas de ces glandes
une racine de véne, qui s'uniflant avec
les autres compofe la véne fplénique.

On voit fur la fuperficie de la Rate plufieurs vaiffeaux lymphatiques, qui vont
verfer leur lymphe dans le réfervoir de
Pecquet.

Nous voyons, par tout ce que nous
venons de dire, qu'il n'entre dans la Rate, que les efprits animaux qui viennent
par les nerfs, & le fang qui y vient
par les artéres. Il n'en fort auffi que la
lymphe qui coule par les vaiffeaux lymphatiques, vers le réfervoir du chyle,
& le fang qui coule par la véne fplénique. La lymphe n'eft que le réfidu du
fuc nutritif de la Rate, & elle ne paroît
point autrement qualifiée dans cét endroit, qu'elle l'eft par tout ailleurs.
Pour le fang il a la couleur & la confi-
ftence, qu'on remarque dans le fang des
autres vénes.

Ces

Ces obſervations nous jettent dans un extrême embarras à l'égard de l'uſage de la Rate. Car ſi les artéres lui apportent du ſang, on peut dire que ce n'eſt que pour la nourrir, & ſi les nerfs y aménent des eſprits animaux, ce n'eſt que pour donner au ſuc nutritif la fluidité qu'il doit avoir. Ainſi nous ne trouvons encore rien qui ne ſerve ſimplement à la nutrition de cette partie.

On ne peut pas dire pourtant qu'elle ſoit entiérement inutile. Car quelle apparence y a-t-il qu'une partie inutile ſe rencontrât toûjours dans le corps animé, toûjours compoſée de la même maniere, & toûjours dans la même ſitüation. La nature n'auroit pas été apparemment ſi exacte là-deſſus ſi la partie ne ſervoit de rien. Deſorte qu'il y a apparence qu'elle a dans l'œconomie animale quelque uſage que nous ne connoiſſons pas.

Mais d'autant que dans ces ſortes de rencontres nous ſommes obligés de nous payer de conjectures en attendant mieux, on pourroit bien ſoupçonner qu'un ferment découle des véſicules des glan-

glandes & qu'il se mêle avec le sang, qui passe par la Rate. Que la nature de ce ferment est telle, qu'il débarrasse des autres parties du sang, les parties qui sont propres pour composer la Bile.

La raison, qui nous pourroit faire entrer dans cette pensée, est, que tout le sang, qui sort de la Rate, passe dans la véne-porte, & s'en va au Foye, où l'on sçait qu'il se dépoüille de ses parties les plus propres à composer la Bile. Mais ce sentiment, quoi que le plus vrai-semblable, laisse de grandes difficultés.

Tout le monde sçait qu'un animal peut vivre plusieurs années, après l'extirpation de la Rate. Mais cela ne sert de rien pour son inutilité ou son utilité, puisque l'extirpation du pancréas, dont on connoît les usages, & qu'on sçait très-nécessaire pour l'entretien de l'œconomie animale, n'empéche pas les chiens de vivre encore plusieurs années.

DIS-

DISCOURS VINTIEME.

Des Reins, & des Vrêtéres.

IL y a dans le bas-ventre deux corps faits en guise de faséoles, placés sur les lombes, aux deux côtés de l'aorte descendente, & de la véne-cave ascendente. Ces corps reçoivent des artéres de l'aorte, on les nomme les *artéres émulgentes*, & ils envoyent des vénes à la véne-cave. On appelle ces vénes, les *vénes émulgentes*. Et on leur a donné le nom de *Reins*.

On les trouve d'abord enveloppés de la tunique, qui tapisse toute la cavité du bas-ventre. Ensuite il y a une autre tunique, qui les couvre immédiatement. Et enfin lors qu'on a levé ces deux tuniques, on voit à découvert la superficie des Reins, sur laquelle on a le plaisir de voir une agréable ramification de vaisseaux sanguins.

Ces vaisseaux sanguins entrent dans les Reins par la petite enfonçure qu'ils ont, tournée du côté de l'aorte & de la véne-

véne-cave. Plusieurs petis nerfs sortent
du plexus rénal, & leur tiennent fidelle
compagnie. Ils font tous enfermés dans
une petite gaine membraneuse, & les
nerfs fe perdent dans fa fubftance. En
fuite ces vaiffeaux fe répandent fur la fubftance extérieure des Reins, & fe vont
rendre à de petites glandes, dont toute
cette fubftance extérieure eft compofée.

Ces glandes font attachées aux vaiffeaux comme les grains de raifins au
tronc d leur grappe. Elles font par ce
moyen de petis lobes enveloppés d'une
tunique particuliére. Cette tunique fe
va rendre partie dans la capfule, partie
dans la cavité des Reins, qu'on nomme
le *baffin*. Tous ces petis lobes font adhérens les uns aux autres par de petis
filets tendineux.

De chaque glande il fort un vaiffeau
excrétoire. Ils décendent en ligne droite couchés les uns auprès des autres jufques auprez du baffin. Lors qu'ils font
prêts de percer la tunique, qui le tapiffe
intérieurement, ils fe joignent plufieurs
& compofent un tuyau plus gros. Ce

I   tuyau

tuyau a une ouverture par laquelle il
communique avec le bassin, & autour
de cette ouverture on remarque une petite élévation, qu'on appelle *papille*.

La cavité du bassin est tapissée d'une
tunique fort épaisse. Elle se forme de
l'expansion des petis tuyaux, qui la percent. Elle se trouve ensuite si fort resser-
rée vers l'enfonçûre du Rein, qu'elle
prend la forme d'un vaisseau, de la grosseur d'une plume d'oye. Il décend en
forme d'S, & il se va rendre dans un sac,
placé au bas de l'abdomen, sous le pe-
ćten. On nomme ce sac *la vessie de l'u-*
rine.

On appelle ces canaux les *prétéres*. Ils
sont enveloppés du peritoine & d'une
tunique propre, qui communique avec
celle, qni couvre immédiatement les
Reins. Leur substance est membraneuse
& fort épaisse. Leurs fibres sont si diversement entrelassées, qu'elles ne gar-
dent aucun ordre.

l'Usage des Reins est de séparer du
sang une sérosité salée, qui passe des
glandes dans leurs bassins, & de là coulent

lent par les Vrêtéres dans la veſſie. On
nomme cette liqueur *l'urine.*

DISCOURS VINT-UNIEME.

De la veſſie & de l'urine.

LA Veſſie eſt une poche, où ſe va
rendre toute l'urine que les Reins
ſéparent du ſang. Sa figure eſt faite
comme celle d'une poire. Elle eſt ſituée
de telle façon, que ſa partie la plus ample qu'on nomme la *Veſſie* eſt toûjours
tournée vers le haut, & ſa partie la plus
étroite qu'on appelle le *col* de la Veſſie,
eſt toûjours tournée vers le bas.

Elle eſt tenuë dans cette ſitüation par
deux ligamens conſidérables. Le pré-
mier ſort de ſon fonds & ſe va rendre au
nombril : il empêche qu'elle ne tombe
en bas. Le ſecond eſt fort court ; il la
tient attachée aux hommes ſur le *rc-
ctum,* & aux femmes ſur la matrice.
Si bien que la veſſie ne peut tourner ni à
droite, ni à gauche. Le premier s'inſére à ſa partie antérieure, & le ſecond à
ſa poſtérieure.

La

La Veſſie eſt compoſée de trois tuniques. La prémiere n'eſt qu'une production du péritoine, qui l'enveloppe toute extérieurement. Elle eſt compoſée
de fibres tendineuſes diverſement entrelaſſées. La moyenne eſt faite de fibres
charnuës. On en conte trois ordres.
Le premier eſt de quelques groſſes fibres, couchées ſur le devant de la Veſſie, & qui vont comme en droite ligne
de ſon fonds juſques à ſon col. Le ſecond eſt de fibres, qui enveloppent la
Veſſie circulairement. On les peut appeller *fibres circulaires*. Et le troiſiéme,
couché ſous les circulaires, eſt de fibres,
qui coupent les precédentes obliquement, en allant de gauche à droite, depuis le fonds de la Veſſie juſques à ſon
col. On les appellera les *fibres tranſver-*
ſales. Enfin la tunique intérieure eſt
compoſée de fibres tendineuſes, tiſſuë
d'une maniére à n'en avoir point pû découvrir la contexture. Quand la Veſſie
n'eſt pas enflée, elle eſt toute ridée, &
le dedans eſt toûjours couvert d'un mucilage. Au col de la Veſſie il y a un muſcle

cle fait de fibres circulaires & fortes.
C'est un sphincter, qui le tient toûjours
fermé.

De tout ceci on peut aisément conclure, que la Vessie est un muscle concave, dont la tunique extérieure & l'intérieure sont les tendons, & la tunique
moyenne le ventre.

L'insertion des Urétéres dans la Vessie, montre assez évidemment que son
usage est d'être le réservoir de l'Urine,
& que tout ce que nous avons remarqué
dans sa composition, ne bute à autre fin
qu'à réserver l'Urine dans sa cavité & à
l'en chasser lors qu'elle en est remplie.

Je dis que la Vessie est le réservoir de
l'Urine, parce que les Urétéres s'insérent
d'une maniére dans sa cavité, qu'elle y
entre facilement, & qu'elle n'en peut pas
sortir pour passer dans les Urétéres. Ils
rampent quelque espace entre la tunique
extérieure & la moyenne, ils percent
ensuite la tunique moyenne & rampent
quelque peu entre elle & l'intérieure,
qu'ils percent vers la col de la Vessie.
Ainsi l'urine peut passer sans beaucoup

de

de difficulté des Vrêtéres dans la Veffie. Mais à mefure que la Veffie s'enfle par l'abondance de l'Urine, elle ferre les bouts des Vrêtéres, qui rampent entre fes tuniques, de telle forte que l'urine, qui eft dans la Veffie n'y fçauroit entrer.

Le fphincter de la Veffie eft caufe que l'Urine fait quelque féjour dans fa cavité. Et de peur qu'en fejournant fes fels ne picotaffent la tunique intérieure, la nature y a conduit le mucilage, qui la joint de tous côtés.

Les fibres longitudinales racourciffent le corps de la Veffie, lors que les efprits animaux les refferrent. Les circulaires & les tranfverfales l'étréciffent par leur action. Ainfi lorfque ces fibres fe rempliffent d'efprits, la Veffie fe diminuë en tout fens. Et s'il y a alors de l'Urine dans fa cavité, elle fe fait paffage malgré la réfiftence du fphincter, & s'épanche hors du corps par un petit canal, qu'on nomme l'*urèthre*.

Ce canal n'eft que la continüation de la tunique intérieure de la Veffie. Aux femmes fon ouverture fe trouve dans le *pudendum*, & aux hommes il s'étend dans le corps de la Verge & aboutit au bout du *balanus*.

On voit, par tout ce qui vient d'être dit, que les Reins, les Urêtéres, la Veſſie & l'Urêthre ont été faits pour ſéparer l'Urine du ſang & la conduire hors du corps, non ſeulement comme inutile, mais même comme nuiſible à l'entretien de l'œconomie animale.

Pour bien connoître ces vérités il faut obſerver que l'Urine n'eſt preſque compoſée, que de phlegmes & de ſels volatils; n'y ayant que très-peu de ſoufre, de terre & de ſel fixe.

L'eſprit nitreux, qui ſe méle avec le ſang dans les poûmons, eſt compoſé d'acides & d'alkalis. Ses acides venant à ſe joindre avec les alkalis du ſang font un ſel. Et parce que la plûpart des parties alkalines du ſang ſont volatiles, le ſel qui s'en fait eſt auſſi volatil. Ces ſels volatils peuvent diminüer la fermentation naturelle du ſang & en arrêter le cours. Afin d'aller au devant de ce malheur, l'Auteur de la nature a mis

I 4 les

les Reins dans le corps des animaux, qui
séparent de la masse du sang ces sortes de
parties salines. Et parce aussi qu'une
trop grande abondance de phlegme ren-
droit le sang trop lent & empêcheroit les
esprits d'agir, les Reins ne séparent pas
seulement les sels, mais aussi les phlegmes, qui sont deux principes, dont la
trop grande abondance seroit capable
d'étouffer la fermentation ordinaire des
humeurs, dont dépend la vie des animaux.

Au reste, on remarque que lors que
l'Urine abonde en alkalis, c'est-à-dire, lors
que ses sels ne sont pas fort chargés
d'acides, elle se trouve trouble. Et
lors qu'il y a beaucoup d'acides, c'est-à-
dire, lors que les sels en sont bien gar-
nis, elle en est plus claire & plus transf-
parente. Et lors qu'il se rencontre beaucoup de sel dans peu de phlegme, l'Urine
est d'une couleur tirant sur le rouge. Et
quand il y a beaucoup de phlegmes &
peu de sels elle est claire, & approche
fort de la couleur ordinaire de l'eau.

On remarque dans l'Urine une petite
nué,

nuë, qui se forme de quelques parties du mucilage, que nous avons dit être dans la Vessie. Les sels de l'Urine les détachent peu à peu, & les entrainent avec eux. Cette nuë paroît lors que l'Urine commence à se raffraichir ; parce que la fraicheur la condense & la rend par ce moyen plus visible.

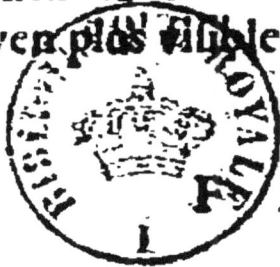

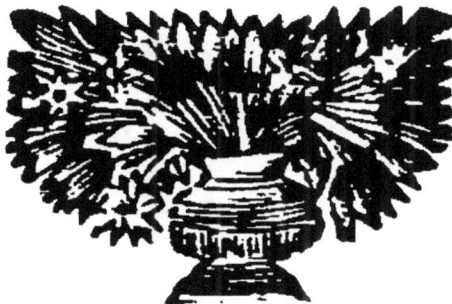

F I N.

www.ingramcontent.com/pod-product-compliance
Lightning Source LLC
Chambersburg PA
CBHW060539210326
41519CB00014B/3270